篠浦伸禎 著
都立駒込病院脳神経外科部長

脳外科医が語る
困難を乗りこえる脳の使い方

国書刊行会

はじめに

レベルの高い女性性脳がいのちと社会を救う

なぜ脳外科医である私が、畑違いともいえる本を書いたのか、読者の中には不思議に思われる方もいるかもしれません。そこで、この本が誕生するに至った経緯を少し述べたいと思います。

まず私は医師として、結果指向型というか、病気が良くなれば西洋医療でも東洋医療でもなんでもいいのではないか、というスタンスで数年来医療にたずさわってきました。

そこで行き着いた考えは、私は主に脳腫瘍を専門にしていますが、悪性の脳腫瘍のようないわゆる生活習慣病になる原因は、結局、生き方の問題が大きいということです。

人生には、必ずさまざまなストレスがあります。生活習慣病の最大の原因は、ストレスといってもいいかと思います。生活習慣病になるのは、ストレスへの対処法がうまくいっていないことが大きく関係しています。それに気づいて以来、ストレスに対してどのようにうまく対処すると病気にならないか、発症した病気が改善するのか、それが私の大きなテーマになってきました。

私は現役の脳外科医として、覚醒下手術という脳機能が直截にわかる手術を数多くやっています。その知見をもとに、脳の使い方に関して数多くの本も書いてきました。また、誰でも簡単に自分の脳の使い方のタイプがわかるように、脳活用度診断テストを作り、治療やカウンセリングのためにそのテストを使ってきました。

そこからわかったことは、病気が発症した人の生き方を脳の使い方という観点でみると、ストレスからなぜ病気が発症したか、病気の原因の本質が見えてくるということです。その実例として、この本では、厳しい病気になったり、困難な場面に遭遇した後に、それを克服した女性たちに私がインタビューし、その生き方を脳から解析してみました。彼女たちは、一様に病気を契機に生き方が変わり、その結果病気を乗り越え、今も元気に凛として生きている人たちです。

病気のつらさというのは、経験した人にしかわかりませんが、どんな病気であれ本当に苦しいものです。この本に登場する女性たちに共通するのは、病気の苦しさの中で、そこから逃げるのではなく、病気を受け入れたことです。そして、なぜ病気になったのかを正面きって自分に問い続け、その答えを得たことで生き方を変え、それが病気の克服につながったことです。

それだけではなく、病気から自分が学んだ経験を、講演や本を通じて周囲に伝え、少しでも世の中をよくしようと活動しています。つまり、病気になったことで、実は天から与えられた使命に目覚めたといっても過言ではありません。

そして、彼女らが病気を克服したことを脳から突き詰めて考えると、その本質は女性性ではないかと気づいたのです。その女性性こそが、病気をよくするだけでなく、社会にあるすべての問題を解決するカギになるのではないかと、私は次第にそう感じるようになりました。

なぜならば、多くの識者が指摘し、多くの人々が漠然と感じているように、今の時代は、男性性の原理が主流の世の中となっています。周囲を攻撃し、周囲と争うことで自分だけが生き延びようという方向に、日本のみならず世界中が向かっているように見えます。世界各地で争いが頻発し、出口がないような状態に陥っているといってもいいでしょう。

女性性というキーワードをその解決策として用いることは、危機的な社会の現状に大きな風穴をあけることにつながるのではないかと感じます。そのため、病気という大きなストレスを乗り越えた女性から女性性を学び、それを社会の各分野で応用することを本書のテーマにしました。

ご存知のように、これだけ医学が発達しても、子孫を残せるのはいまだに女性しかいません。そのため、男性のように争いからスタートするのではなく、女性は子孫を残すことに最大の価値観をおいて、争いをできるだけなくし、周囲との調和を目指します。

つまり、男性性が攻撃を主体にしているとすると、女性性は守りを主体にして、できるだけ周囲と共存しようという生き方になります。それは自然の摂理と同じことであります。自然にはもちろん生存のための争いがありますが、大きな原理は調和なので、ずっと地球は続いてきたわけです。

その自然を人間の男性性という側面が破壊したことが、地球の危機につながっているのではないかと、多くの人が感じるようになっています。その悪い流れを断ち切るには、女性性というものをもう一度学び実践することが、喫緊の課題だと私は考えています。

女性性といっても、単に周りと仲良くするといったお花畑的な話ではありません。

人間が肉体を持つ以上は、必ず争いがあります。女性性をもった人間は、その現実を受け入れながら、しぶとく現実をよくしていこうとする力、いってみれば本当の生命力が、男性性中心の人より強いように私は感じています。つまり、現実においては、肉体がある以上、戦いはどうしてもなくならないのですが、女性性の立場からすると、たとえ戦うにしても守りを主体にした戦いになるはずです。

話は変わりますが、幕末から明治にかけて活躍した日本の武士たちも、私は同じ女性性のスタンスだったと思います。彼らは、戦って植民地を作り、そこから搾取するという欧米の男性性でなく、日本を存続させようとする、守りから始まった女性性の原理で戦っていたように感じます。だからこそ、日露戦争の英雄である乃木希典のように、戦いが終わった後はかつての敵に敬意をはらい、二度と争いがおこらないようにもっていく武士道を実践していたのです。

私は、かつての優れた生き方をしてきた日本人の精神の根底にあるのは女性性、しかも凛として生きるレベルの高い女性性ではないかと思います。

本書に登場する女性たちも、もちろん病気になりたいと思ってなったわけではなく、そこに追い込まれて初めて病気と闘い、それを乗り越え、その後、凛として生きるようになった人たちです。

「凛として生きている」というのは私の感じた印象ですが、それを言葉で説明するなら、「見た目も考え方も若々しい、一緒にいて居心地がよい、しかし仕事においては現場で雄々しく戦うことも辞さず、現実の中で結果をだす本当の賢さがある人」、という共通点があります。

この本では、脳の使い方の違いとして女性性脳・男性性脳という言葉を使っています。

当然のことながら、多くの女性は女性性脳を使っており、多くの男性が男性性脳を主体に使っています。しかし、脳の使い方でいえば、男性の中にも女性性脳を上手に使って生きている人もおり、逆に女性の中にも男性性脳主体になっている人もいるわけです。

女性性脳をよりよく使う生き方を学び、それを応用して社会をよくしていく礎にすることは、私の楽しみでもあります。そして、女性性脳への深い理解が、今後日本人が進むべき道を示唆していると信じています。

［目　次］　困難を乗り越える脳の使い方

第2章　日本人の強みはレベルの高い「女性性脳」にあった　43

第1章

「女性性脳」と「男性性脳」
——日本人が幸せになるための脳科学

なぜ日本の男性は幸福度が低いのか

私はこれまで三七年にわたり医療にたずさわってきました。

最近強く感じるのは、過去にないほどさまざまな、特にお金がらみの問題が医療現場に噴出してきており、一刻も早く解決の方向にもっていかないと、いずれ医療が崩壊するのではないかということです。

どのようにすればいいのか、私はこの数年来考え、実際仲間とともに行動に起こしてきました。私が主催する篠浦塾もその一環として立ち上げ、予防医療を中心にして、皆さんと医療をよくすることを目標に活動してきました。

いろいろな医療現場について、患者の立場からの意見を見聞きしていて感じることは、医療をよくするには、医療の究極の目標に立ち返ることが一番大事であるということです。

医療の究極の目標は何でしょうか。私は脳外科医なので、病気を治す、それが難しければ少しでも症状を改善させることを一番の目標に考えてきました。

しかし、医療は進歩しているといわれているにも関わらず、いまだに治せない病気がたくさんあるのは事実です。むしろ多くの生活習慣病、たとえばがんを含めた悪性腫瘍や心臓病、脳の病気でいうと認知症、発達障害やうつなどの精神疾患は、近年増加傾向にあります。国家財政が破たんするくらいの多くの医療費をつぎ込み、新薬がどんどん出てきているのに、なぜこうなっているのでしょうか。

それは、今の医療が、本来向かうべき究極の目標に向かっていないことに最大の問題があると私は感じています。私たち医療人は、プロ意識がある以上、病気を治そうとする方向を目指します。もちろんいま多くの病院で蔓延している治療の名のもとにお金儲けをする医療にくらべればはるかに高尚な方向性を目指しているわけですが、実はそれが医療の究極の目標ではないということです。

生活習慣病の大きな原因はストレスだといわれています。病気の大きな原因であるストレスをコントロールし、乗り越える方法を現代人は知らないことが、生活習慣病の増加につながっていると、私は医療現場にいてひしひしと感じます。

その意味でも、医療はもっと人を幸せにする視点が必要だと思うようになりました。もっといえば、人はいずれ死ぬわけで、たとえ病気が治らなくても、死ぬときに幸せだったと感じることが一番大事なのではないか、医療の究極の目標をそちらにおくべきだと思うのです。

実はこの考えは、この本の後半でふれる、病気を乗り越えることで凛として生きるようになった女性たちから学んだことです。病気を契機にして、自分を愛し幸せに生きる方向に舵を切ることが、病気が治っていくことにも大きく寄与することも学びました。

つまり、患者が幸福に生きることを手助けすることが、医療にとって一番大事なことであり、今の医療には大きく欠けている視点であるということです。

といっても、幸せは個人個人の主観の問題であり、医療人がそこに治療をフォーカスするのは容易なことではありません。雲をつかむような難しい問題ではありますが、少なくともこの本では、脳からの観点で考えてみたいと思います。

まず現状を知ることが大事なので、今の日本人は幸せなのかどうかをさまざまな調査結果から見てみましょう。

まず国連による世界の主要一五六カ国を対象とした「世界幸福度報告書」(二〇一八年版)の「世界幸福度ランキング」で日本の順位を見ます。これは、幸福度を六つの項目(国民一人当たりのGDP、社会保障、健康寿命、人生選択の自由度、寛容度、汚職などの腐敗度)を指標として、幸せの質を数値化したものです。それによると、日本は上位五〇位以内には入れず、五八位でした。ちなみに前回は五四位で、この数年連続して順位を落としています。

二〇一〇年の「世界価値観調査」によると、日本の幸福度は世界全体から見て中程度であり、

図表1　地域別の幸福度分布

	西欧	東欧・ロシア	北米・オセアニア	ラテンアメリカ	中東・北アフリカ	サハラ以南アフリカ	アジア
高幸福度（90%台）	ノルウェー＊ 96.3 アイスランド＃ 96.3 デンマーク＃ 96.2 ベルギー＃ 94.6 スウェーデン 94.5 スイス＊ 93.5 アンドラ＊ 92.5 オランダ 92.4 英国＃ 92.2 フランス＃ 91.3	ポーランド 92.7	カナダ＊ 95.2 オーストラリア 92.6 ニュージーランド 92.4	メキシコ 94.3 エクアドル 93.0 ブラジル 92.0 コロンビア 91.5	カタール 98.0 クウェート 91.6	ルワンダ 90.4	マレーシア 96.1 ウズベキスタン 96.1 キルギス 95.9 タイ 93.1 シンガポール 93.0 インドネシア＊ 92.2 ベトナム＊ 91.5 韓国 90.0
中幸福度（80%台）	スペイン 86.4 フィンランド 85.0 ドイツ 84.0 イタリア＃ 84.0	トルコ 83.8 スロベニア 83.3 キプロス 81.8	米国 89.6	トリニダードトバゴ 88.0 アルゼンチン 86.4 ウルグアイ 86.0 チリ 84.5	リビア 87.5 ヨルダン 85.8 アルメニア 82.0 アゼルバイジャン 80.6	ナイジェリア 84.7 マリ＊ 82.6 ガーナ＊ 80.8	台湾 89.9 フィリピン 89.3 香港 89.1 カザフスタン 88.5 日本 86.5 パキスタン 84.7 中国 84.5 インド 80.8
低幸福度（70%台）		エストニア 76.7 ハンガリー＊ 75.6 ロシア 73.4 ルーマニア 69.1 ウクライナ 68.1 ベラルーシ 63.7 セルビア＊ 62.2 ブルガリア＊ 56.3 モルドバ＊ 50.2		グアテマラ 78.7 ペルー 76.0	イラン＊ 79.5 チュニジア 79.3 モロッコ 78.3 レバノン 78.3 アルジェリア 75.5 パレスチナ 74.4 バーレーン 72.7 イエメン 72.1 ジョージア 69.6 イラク 68.0 エジプト 25.9	ブルキナファソ＊ 79.7 ジンバブエ 78.8 南アフリカ 76.4 エチオピア＊ 63.5 ザンビア＊ 51.6	

（注）無印：世界価値観調査2010年期　＊：同2005年期　＃：欧州価値観調査（2008～09年）

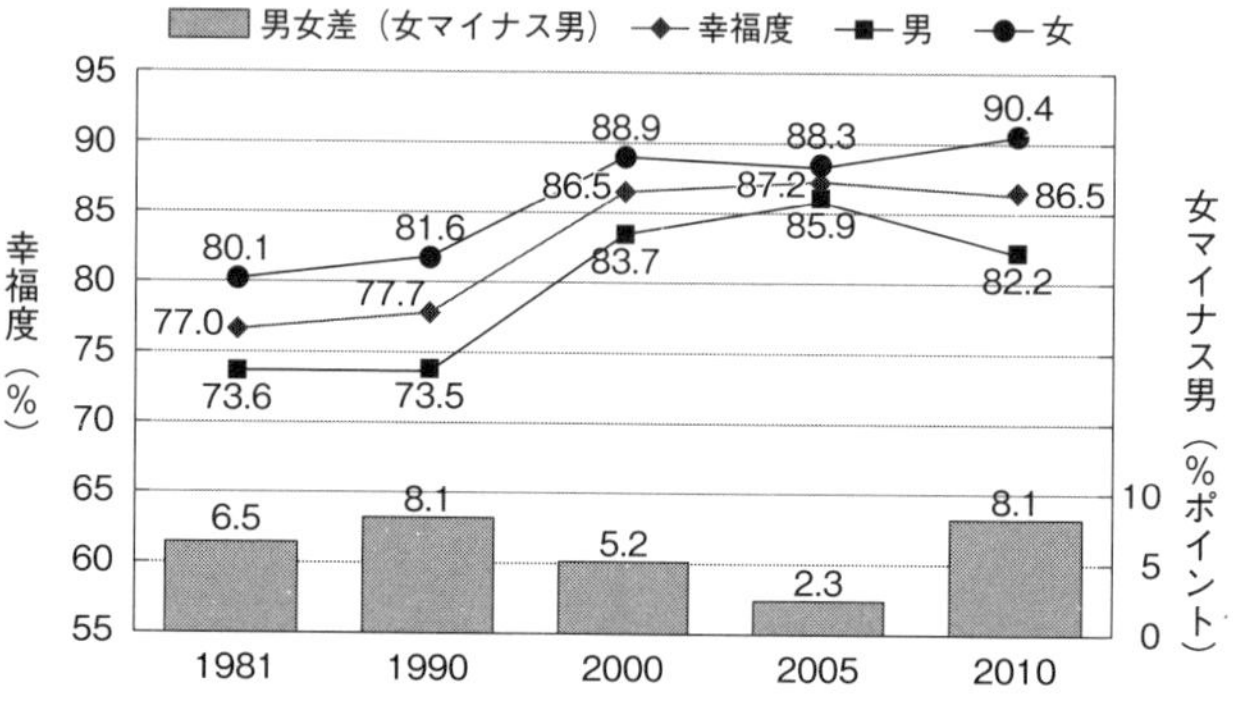

（注）幸福度は無回答を含む回答総数に占める「非常に幸せ」+「やや幸せ」の割合
（資料）World Valuew Survey HP（2014.5.7）

図表２　幸福度の男女差の推移（世界価値観調査の日本結果）

世界の中で所得が高い部類に属する割には幸福度が低いという結果がでています。

また、日本の男性の幸福度は女性の幸福度より相当低く、先進国で一番男女差があります。東アジア全体に同じ傾向があることから、その一つの要因として、儒教的な影響で男の社会的責任が重いことが挙げられています。

これに関しては、内閣府男女共同参画局の作成した平成二六年度『男女共同参画白書』にも同様の傾向が見られます。非正規雇用者、自営業・家族従業者、退職者、失業者、学生、主婦・主夫のすべてにおいて、男性の幸福度が女性にくらべて低く、唯一男性の方が高いのが正規雇用者になります。ここにも、社会の中でちゃんとした仕事があり、それなりの収入がないと不幸を感じる男性の特徴がよく表れ

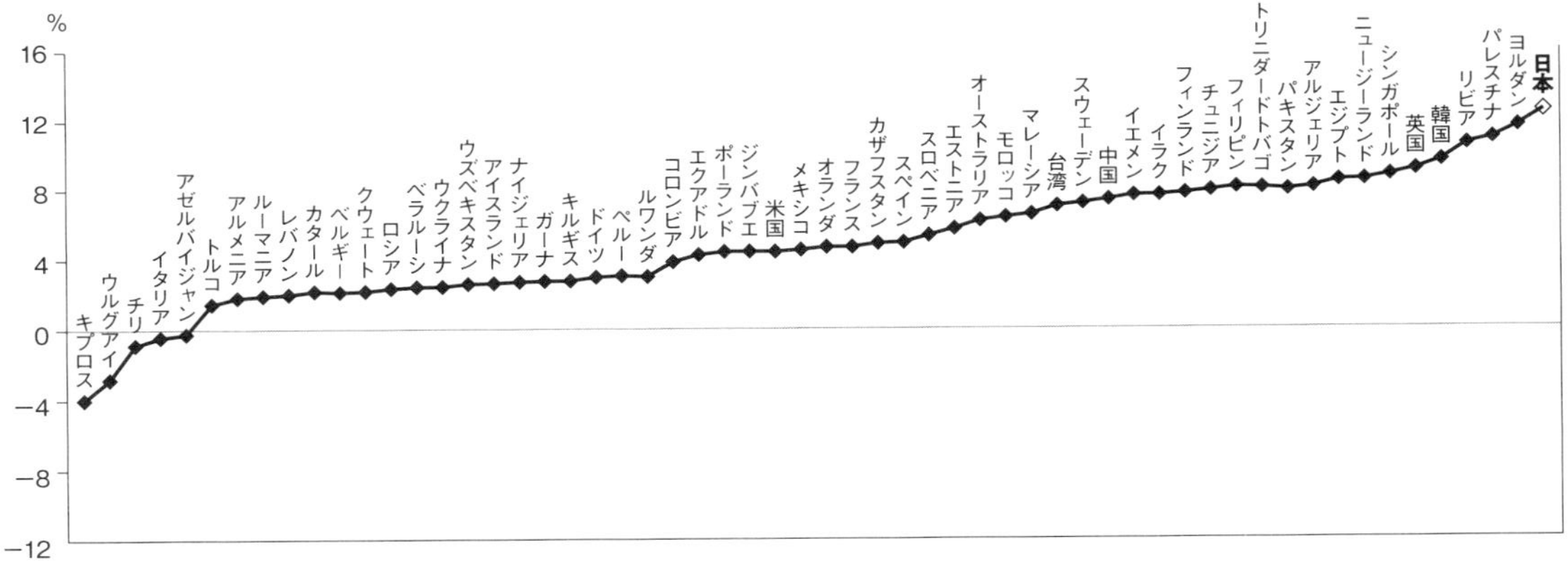

（注）幸福度は無回答を含む全体に占める「非常に幸せ」及び「やや幸せ」と回答した比率の計であり、各国の全国 18 歳以上の男女約 1000〜2000 人を対象として実施された世界価値観調査（2010 年期）による。男女の散布図では世界価値観調査実施国 58 カ国（一部欧州価値観調査を含む）中、はずれ値のエジプト（男 23.9%、女 28.0%）を除く 57 カ国を対象とした。散布図の一次回帰線は y=0.9384x + 5.6269（R2=0.9084）

（資料）World Valuew Survey HP（2014.5.3）、European Values Study HP（2014.5.9）

図表３　男性の幸福度（女性の幸福度－男性の幸福度）

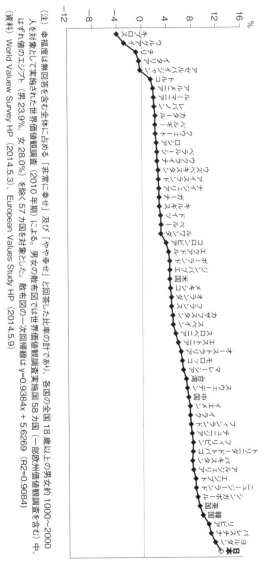

ています。

さらに警視庁の資料によると、自殺率がこの三〇年間、常に男性が女性の二、三倍あるという事実を見ても、日本の男性は女性にくらべて幸福度が低いことを裏づける結果といえるでしょう。その理由として、悩みをかかえたりストレスを感じたときに、誰かに相談したり助けを求めたりすることに関して、男性の方が女性にくらべてためらうことが多いということも大きく関係しているようです。

男と女の脳は機能が違うのか

幸福を感じる主体は脳ですから、日本の男性が女性にくらべて幸福度が低いのはなぜなのか、脳科学的に説明がつくのでしょうか。

男性の脳と女性の脳の機能に差があるから、男性の幸福度は低いのでしょうか。

結論からいうと、男と女の脳機能に差があるという説、たとえば脳梁が女性の方が太いから直感を言葉にしやすいとか、男は空間能力が優れているから狩りに向いているとか、従来言われてきた男女の脳機能の違いは最近の研究からみると否定的です。男女の脳機能に関しては、細かい差はあるにしても大きな差はないということになっています。(文献1、2)

私も多くの論文を書いたり読んだりする必要がある立場にいますので、脳科学の論文はたくさん読んでいますが、論文というのはある主張があると、それと反対の論文が必ずあるのが常です。男性脳・女性脳という言い方「つまり男と女の脳機能は大きく違うことが男女の能力の差につながっている」というのは、今後なくなっていくのではないでしょうか。少なくとも脳科学を正確に取り入れて現実を解析しようとする人は、そういう言い方ができなくなるのではないかと思います。

では、日本の男性と女性との幸福度の差は脳のどこからくるのでしょうか。

脳機能の男女差がほとんどないとすると、これほど大きく幸福度が違う原因は、日本において、男女の脳の使い方に大きな差があるということになります。

東アジアは儒教的社会で、男の責任が重いから幸福度が低いのではないかという説を紹介しましたが、それも含めて、脳からどのような説明が可能なのか、もし説明が可能であればそれを改善するには何が必要かについて、考えていきたいと思います。幸福度の低さという明白な事実を脳から解きほぐすことは、私が医療の究極の目標として挙げた、「だれもが幸せに生きること」に大いに役立つはずです。

「男性脳」と「女性脳」ではなく
「男性性脳」と「女性性脳」という視点

私は男と女の脳機能には差がないということを述べましたが、それに関して意外に思われた方も多いかもしれません。というのは、現に「男らしさ」「女らしさ」という言葉があり、印象として多くの男性、女性にはそれらが見られます。その「らしさ」を脳がつかさどっている以上、男女の脳には差があるのではないかと考え、それを前提にして多くの科学者が脳機能の男女差を追求してきたからです。

我々の一般通念として、「男らしさ」とは一言でいえば戦い、つまり闘争や競争に関わるものであり、「女らしさ」とは一言でいえば平和、つまり他人との調和に関わるものであるという印象があります。この「男らしさ」「女らしさ」は、脳機能に男女差がほとんどない以上、脳の使い方の男女差であるということになります。

この男らしい脳の使い方を「男性性脳」、女らしい脳の使い方を「女性性脳」と、この本では定義します。

なぜ男性脳ではなく、男性性脳というかは、男性脳は文字通り男の持つ脳を表しますが、男性性脳は男らしい脳の使い方を意味します。多くの男性はそのような脳の使い方をしていますが、女性にも男性性脳を持っている人は当然いるわけです。逆に、男性にも女性性脳をもった男性はいます。つまり、男性性脳・女性性脳とは、男性とか女性に関係なく、二つの異なる脳の使い方を意味します。では具体的に、男性性脳、女性性脳はどのような脳の使い方をするのでしょうか。

結論からいうと、左脳を主体に使うことが男性性脳であり、右脳を主体に使っているのが女性性脳であるといっていいのではないか、と私は考えています。

左脳と右脳はどんな機能をもつか

ここで、まず左脳と右脳の機能を説明しておきましょう。

左脳には言語機能が入っていて、右脳には言語以外の機能、たとえば自分の周囲の空間に対応する機能が入っています。

左脳が扱っている言語にはどういう役割があるかというと、言語とは現実の一部を切り取って、それを言葉というかたちではっきりさせることです。

医学分野でたとえると、病気は現実には人により千差万別の症状を呈しますが、それらのある共通部分を抽出して病名をつけ、治療法に関して論文で報告するのが一般的です。こうして現実を言語化しないと、多くの医者にはその情報が広がっていかず、その病気の診断、治療法に関して進歩は難しくなります。人間の技術が進歩するためには言葉が必要なのです。そして、進歩するということは、競争や戦いに勝つことにつながります。病気に対する闘いに勝つには、言語が必要なのです。

言葉を自分の行動の原動力にすると、人間は闘争的になりやすいといえます。これは、歴史的にみれば、ある種の経典や主義を盲信した人たちが、多くの戦争を起こしてきたことをみても明白です。彼らにとって、自分たちが信じている経典や主義と違う言葉を信じる人たちは敵になるからです。

これはおそらく、脳の部位でいうと、左の扁桃体という情動や記憶をつかさどっているところが攻撃的になりやすいので、左脳を使うと攻撃性が高くなることと関わっているのでしょう。

一方、右脳は、今ある現実そのものに対応しています。

左脳は、言葉で物事をはっきりさせる脳だといいましたが、別の言い方をすると、物事の境界をつくり、差別化する脳が左脳だといってもいいでしょう。実は、自分と他人を区別しているのも左脳です。

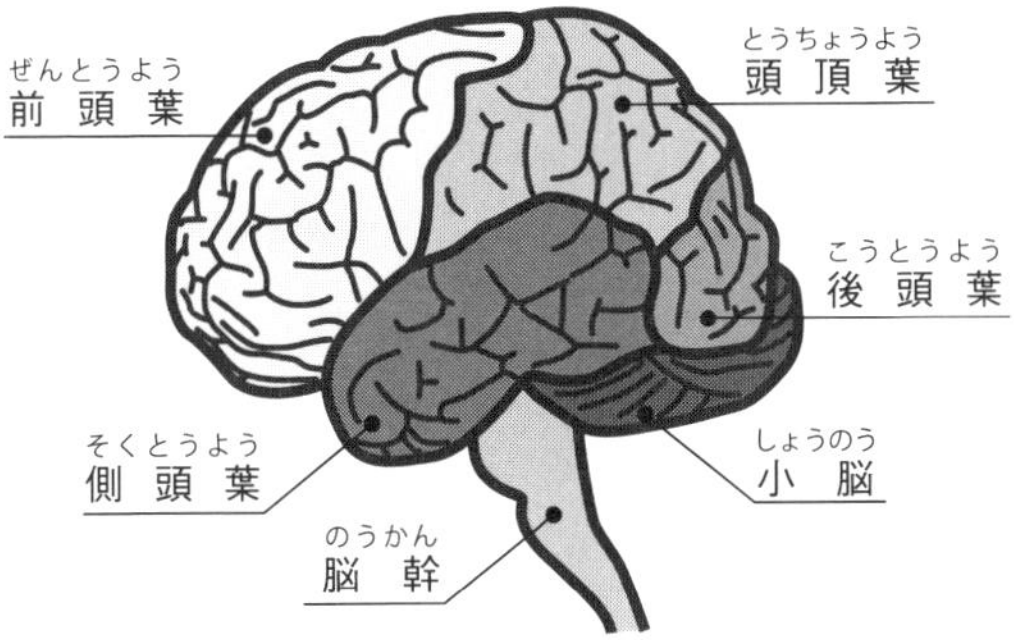

図表4

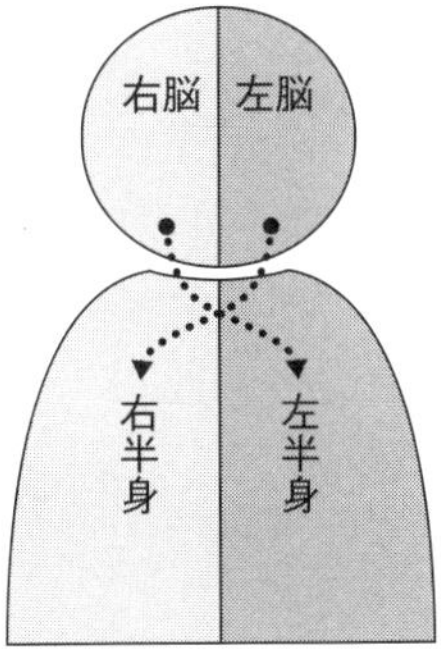

図表5　右脳と左脳

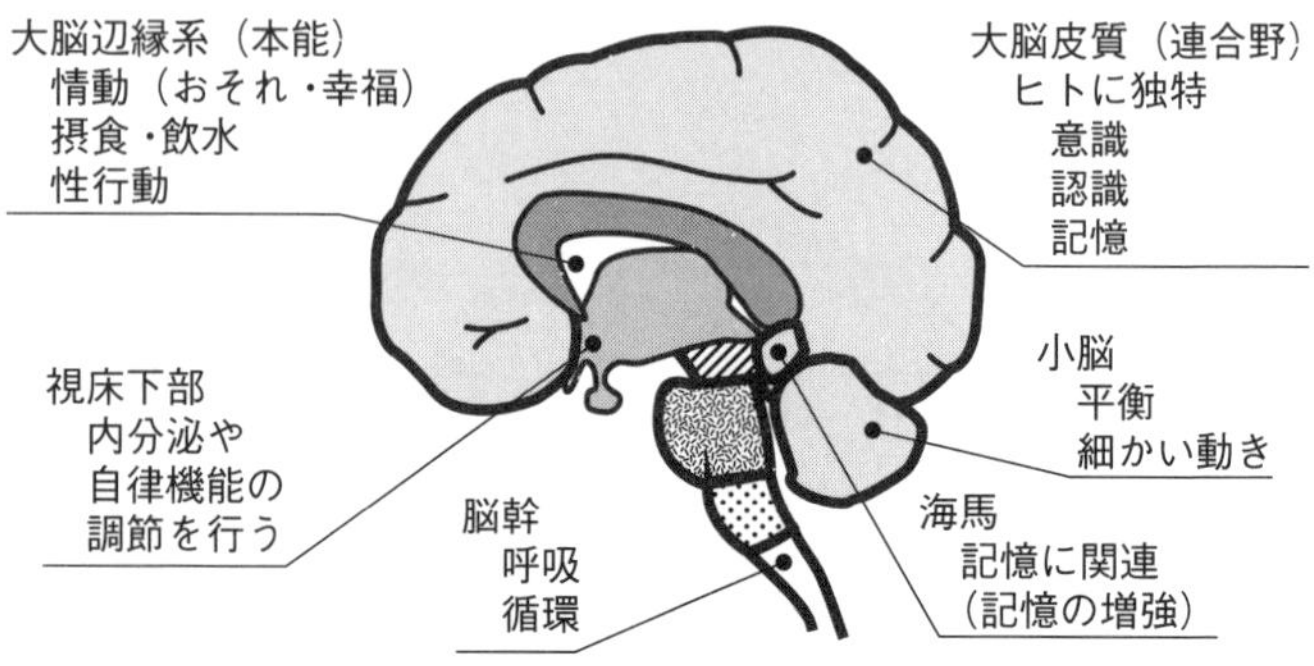

図表6　脳の断面と機能

それからみると、右脳の機能は真逆です。右脳が強く活性化すると、周囲との境界がなくなっていきます。境界がなくなるということは、周囲と一体化し周囲も自分になるわけですから、当然周囲との調和につながります。周囲と調和するということは、左脳のように周囲と争ったりして孤独になることはないので、幸福感にもつながります。

このことは、脳科学者のジル・ボルトテイラー博士の話からも明白です[文献3]。ハーバード大学で脳神経の研究をしていた彼女は、一九九六年一二月一〇日、三七歳のとき、脳出血により左脳が障害を受けました。そのため右脳の機能が主体になった彼女は、自分の身体と周囲との境界がなくなったことを感じ、周囲からエネルギーが入ってきて、涅槃に入ったような幸福感を感じたといいます。

別の研究でも、右脳が幸福感に関わっていることを証明している論文があります[文献4]。それによると、より強く幸福を感じる人は、右脳の楔前部《けつぜんぶ》（頭頂葉の内側面にある領域）の領域が大きいといわれています。さらに、ポジティブな感情を強く感じ、ネガティブな感情は弱く感じ、人生の意味を見いだしやすい人は、この領域が大きいとのことです。やはり、右脳に幸福感が入っているのは間違いないようです。

つまり、右脳が活性化すると、周囲との境界がなくなり、そのため周囲からエネルギーが入ってきて孤独感が消えて幸福を感じるのでしょう。スポーツや仕事で周囲の人たちと一体化する感じを味わうと、幸福を感じるのもそのためかもしれません。

脳の使い方が男女で違うのではないかといいましたが、左脳が闘争に関わり、右脳が調和に関わっていますので、男性性脳は左脳主体、女性性脳は右脳主体の脳の使い方をしているというのは非常に納得できる話になります。

男性性脳を多くの男はもっており、女性性脳を多くの女はもっています。これは私たちの印象でもありますが、実際私がつくった脳の使い方に関する脳活用度診断テストでもそのような結果がでています。そのことからしても、日本の男の幸福度が低いのは、脳科学から見ると幸福を感じる右脳を主体に使っていないからだということが示唆されます。

とはいえ、脳科学と現実とはすごく距離があるのも事実です。それなら、男女とも女性性脳になれば、みんな幸福になるのかという単純な話ではありません。

現実には競争もあり、左脳も使わざるを得ないし、ストレスが幸福感の足を引っぱっているとすれば、それを乗り越えて幸せになるのに、左脳・右脳だけではうまくはいきません。ストレスを乗り越え幸せになるのに大事な脳の場所は、実は左脳・右脳のような脳の外側にある大脳新皮質だけではなく、脳の内側にある大脳辺縁系が大きく関わっているからです。ここは、自分の保身に関わる部位とされています。

「男性性脳」「女性性脳」にもレベルがある

男性性脳、女性性脳を左脳・右脳だけの観点でみることができるかというと、それだけでは説明しきれません。

たとえば、男らしいといっても、すぐに切れやすい単なる乱暴者と、幕末の志士のように命をかけて国家のために奔走した人は、脳から見て男性性脳のレベルがまったく違います。

女らしいといっても、すぐにめそめそして周りに依存する人と、吉田松陰の母親のお滝さんのように、凛として一家を支え偉大な息子を育てた人とは、やはり脳から見て全くレベルが違います。

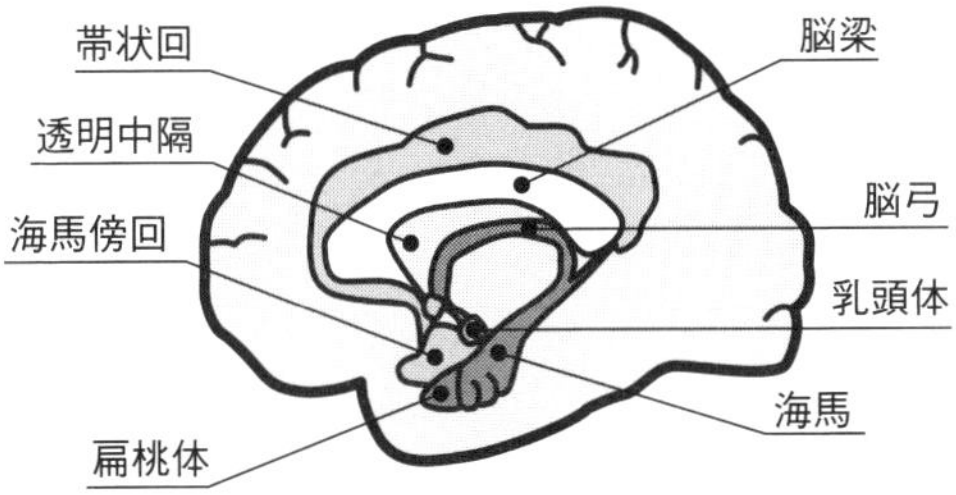

図表７　大脳辺縁系

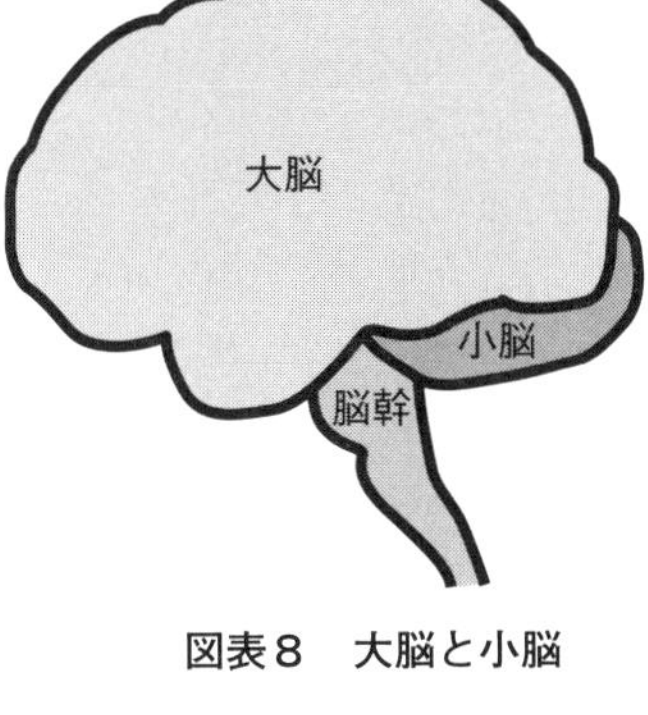

図表８　大脳と小脳

では、この男性性脳・女性性脳のレベルは、脳のどの部位が関係しているのでしょうか。

それは、脳の真ん中で重要な役割を果している扁桃体・報酬系と帯状回・小脳・視床下部との関係が、男性性脳・女性性脳のレベルに大きく関わっているといえます(文献5、6、7)。

攻撃性に関わる扁桃体と快楽に関わる報酬系

まず、扁桃体と報酬系について説明しましょう。

私が覚醒下手術をやってきて分かったのは、側頭葉の内側にある扁桃体の機能が、脳を使う上でいかに重要であるかということです。

たとえば、左の扁桃体に覚醒下手術で近づくと、患者さんが突然怒鳴りだしたりして、攻撃的になります。一方、右の扁桃体に覚醒下手術で近づくと、患者さんが眠くなったりして逃避的になるのです。これは、脳科学的にも報告があり、ストレスがあると左の扁桃体は攻撃的になり、右の扁桃体は逃避的になるようです。

つまり、ストレスとは動物から見ると敵と同じですから、動物の仲間である人間もストレスに対して戦うか逃げるかの反応を起こし、それに扁桃体が大きな役割を果たしているわけです。

これは、神経伝達物質でいうと、ノルアドレナリンが関わっているようです。

一方、報酬系は、神経伝達物質でいうとドーパミン、つまり快楽に関わるところです。男性が人生においてどれかにはまりやすいといわれている「飲む・打つ・買う」は、すべて報酬系が関わっています。

報酬系と扁桃体は、それぞれが好きと嫌いに関わっています。味方だと好きになるし、敵だと嫌いになるわけです。

好き嫌いに関わる扁桃体・報酬系の問題点は、衝動的であることです。瞬間的に強烈なエネルギーは出ますが、長続きはしません。扁桃体・報酬系が強く活性化すると、後先をまったく考えず、今だけ、金だけ、自分だけという短絡的な行動に走りがちになります。

自分の目先の保身しか考えていないため、長い目で見ると、社会の中で生きている人間にとってはほとんどが失敗に結びつきます。それは、飲む・打つ・買うといった飲酒やギャンブルなどに溺れたり、怒りや恐怖にまかせて衝動的な行動をとる人を見れば一目瞭然です。

レベルの低い男性性脳は単なる乱暴者と表現しましたが、これは左の扁桃体が過剰に活性化して、その攻撃性に脳全体が振り回されている状態といえます。

他方、レベルの低い女性性脳がすぐに周りに依存するといいましたが、これは右の扁桃体が過剰に活性化して逃避的になり、自分の頭で問題を解決しようとしない状態になるからです。

そして、扁桃体・報酬系をコントロールして、長期的な視点で脳全体を働かせようとするのが、帯状回・小脳・視床下部になります。

がまんする力とやる気を出す帯状回

帯状回は、大脳辺縁系と大脳新皮質の境目にあります。大脳辺縁系は動物的な自分の保身をしている部位で、さきほどの扁桃体・報酬系も含まれます。

扁桃体・報酬系は、衝動的に自分の保身に働いているといっていいでしょう。

社会的な問題となっているアルツハイマー病は、最初に帯状回の後ろの部分の血流が落ちます。そこは、自分をモニターしている場所です。自分がいつどこでなにをしているのかの情報を逐次集めているところといえます。

この部位の機能が落ちると、突然、自分がどこにいるのか、今何時なのか、自分は何をしていたのかが分からなくなります。現実に対する認知が落ち、アルツハイマー病になるわけです。

また、帯状回の前の方は、扁桃体・報酬系をコントロールして、社会的にみてプラスになることを行うために、何かをがまんしたり、やる気を出す部位になります。つまり、足を地につけて、社会の中で立派に生きていく上で、帯状回が大きな役割を果たしているわけです。

レベルの高い男性性脳、女性性脳であるためには、この帯状回がしっかり働くことが必要です。そうでないと、自分のおかれている現状を正確に分析できなくなったり、がまんする力ややる気が低下するからです。

行動・考え方・情動の型をつくる小脳

小脳も、扁桃体・報酬系をコントロールするのに大きな役割を果たしています。

実は、日常生活のほとんどは、大脳ではなく小脳が主体で行っています。新しいことをするときは最初に大脳が関わるのですが、しばらくして慣れてくると、すべて小脳がとってかわって働きます。

小脳は大脳よりはるかに小さいのですが、細胞数は小脳の方が断然多く、運動だけではなく、考え方や情動に関する型が形成される場所といわれています。

小脳が大きいほど、記憶や言語の能力にすぐれ、複雑な思考が可能になり、環境への適応能力が上がるといわれています。この小脳に入っている現実に対応する型を使い分けることで、人は扁桃体・報酬系の強い情動から逃れられるのです。

たとえば、スポーツ選手が緊張する場面で、扁桃体からでる強い不安感を打ち消すためにルーチーンの動きをすることや、禅寺で毎日同じ勤行を続けて精神を安定させることも、小脳を主体として使い扁桃体から逃れようとする脳の使い方と強く関わっています。

小脳も、レベルの高い男性性脳・女性性脳と関わっています。小脳に男らしさ、女らしさにつながるいい型を入れないと、レベルが高く働かないからです。これには、教育が大きく関わります。

ストレスを乗り越え、幸せに生きるために働く視床下部

最後に、視床下部についてお話しします。視床下部は、自律神経の中枢であり、ホルモンの中枢でもあり、脳の中でもきわめて重要な部位です。

そのことは、私が覚醒下手術をした経験から実感したことでもあります。

私は、頭蓋咽頭腫という、視床下部を圧迫して発育する脳腫瘍の覚醒下手術を過去に何例か行いました。すべての症例において、視床下部をほんのちょっと押しただけで患者さんが急激に眠くなり、意識がなくなり、摘出を中断せざるをえなくなりました。

私は、ほぼあらゆる脳の部位に対して覚醒下手術を行ってきましたが、このような部位はほかにはまずありません。これは、視床下部が人間の意識と大きく関わっていることを示唆して

おり、神経学の専門書にも人間が覚醒するための中枢が視床下部にあると著されています。

そして、手術で視床下部をちょっと押すだけで意識がなくなるのをみると、脳の意識を保っているのは視床下部からでる神経伝達物質ではなくて、視床下部からの波動で脳全体の意識をドライブしていると思わざるをえないと考えています。

実は脳というのは、神経伝達物質で働いているだけではなく、電磁波のような波動でも働いていることが最近わかってきています。

意識を維持している視床下部の機能が、神経伝達物質の働きだけだとするなら、ほんのちょっと押すだけで、その物質が瞬時に脳全体で減って機能を落とします。つまり意識がなくなることになります。しかし、ほんのちょっと視床下部を押しただけで物質が瞬時に減って、脳全体の機能を落とすということは想像しにくいし、実際そのような神経伝達物質は見つかっていません。

むしろ意識は、視床下部から脳全体に対して、覚醒させる波動をおよぼすことで保っており、手術でちょっと押すことで視床下部から出るその波動が乱れるために、瞬時に意識が落ちると考えるほうがその現象を説明するには自然だと考えています。

意識のみならず、視床下部はストレスに対応してホルモンを出したり、自律神経を調節する大本の部位ですから、人間がストレスを乗り越えて生きていくのに一番大事な部位になります。

幸福感に関わるエンドルフィンや愛情に関わるオキシトシンも視床下部から分泌されるわけですから、人間がストレスを乗り越え、楽しく幸せに生きるために中心的な役割を果たすのも、視床下部といっていいでしょう。

そういう意味で、これは私の想像ですが、視床下部に魂が入っていると考えています。

ストレスを乗り越えて魂をみがき、魂のレベルが高くなった人は、ストレスに対してきわめて強く、明るく前向きに生きています。このことに関しては、病気を乗り越えて凛として生きる女性たちにインタビューした第三章で紹介します。

視床下部は、レベルの高い男性性脳、女性性脳と大きく関わっています。視床下部の機能が落ちると、ストレスを乗り越えて、男らしく、もしくは女らしく、生き生きと人生を送っていけなくなるからです。

「男性性脳」と「女性性脳」のレベルに関わる帯状回・小脳・視床下部

扁桃体・報酬系と帯状回・小脳・視床下部の関係をもう一度整理してみましょう。

扁桃体・報酬系は好き嫌いと関わっており、ものすごいエネルギーが出ますが、衝動的で短絡的な見方しかできません。

それをコントロールするのが、帯状回・小脳・視床下部です。

帯状回は、扁桃体・報酬系の衝動に振り回されないように冷静にがまんしたり、自分を観察します。小脳はその衝動に振り回されない行動・考え方・情動の型をもちます。視床下部はその衝動に振り回されないような長期的な視点での自信や楽しみをもつように働きます。そうして、短絡的な反応しかしない扁桃体・報酬系をコントロールします。

特に視床下部がレベル高く働くと、扁桃体・報酬系の短絡的なエネルギーをむしろプラスに転化します。怒り、恐れなどの強い情動のエネルギーが脳全体の機能を落とすのではなく、そのエネルギーを利用して脳全体の機能をよりよく働かせる方向に向かわせるのです。

男性性脳、女性性脳に関わる左脳・右脳は、脳の外側にある大脳新皮質が主に関係しますが、扁桃体・報酬系と帯状回・小脳・視床下部は、脳の内側にある大脳辺縁系の機能に関わり、その結果、男性性脳、女性性脳のレベルに関わります。

次章で、これらのカギとなる脳の部位が、どのように歴史や病気と関わっているかを明らかにしていきたいと思います。

第2章

日本人の強みはレベルの高い「女性性脳」にあった

日本の平和な時代に「女性性脳」は熟成した

国際政治学者のサミュエル・ハンチントンは、世界を八つの文明に分け、日本は国と文明が一つになっている唯一の国であり、ほかに似た文明がないと指摘しました(文献1)。

私は、文明とはある大きな集団の人たちに共通する脳の使い方である、と言っていいのではないかと考えています。

それでは、日本人の脳の使い方が世界に類をみないといわれていることを、脳から解析することは可能でしょうか。それに関しては、日本の歴史をたどりながら、日本人独特の脳の使い方を紐解いてみたいと思います。

日本人独特の脳の使い方とは、端的にいえば「大和心」「大和魂」という言い方ができると思います。

「大和心」に関して、江戸時代に本居宣長が「大和心」とはどういうものかと問われて「敷島の　大和心を人問はば　朝日に匂ふ　山桜花」と詠みました。朝日に照らされて輝く山桜の美しさに感動する、そのような心情こそ、日本人らしい心といえるのでしょう。

日本人ほど自然の中に溶け込み、季節の変化に敏感な民族はありません。中でも、桜は美しさ、散る潔さを含めて、日本人の心情に一番合うのでしょう。移り行く自然に、美しさや喜びや、もののあわれを感じるのは日本人ならではのものです。私はこの歌に関して、誰も見ていない山奥の中でも凛として咲く桜の姿をどうしても想像してしまいます。桜は、咲く期間はあっという間ですが、自然の中の一員として一所懸命に命を燃焼し、己の役割を全うする美しさ、潔さがあります。

日本の自然は雨が多いため、多くの生物が、自然を存続させるためにそれぞれが役割を果たして助け合っており、全体を一つとして、それぞれが役割を全うするという極めて右脳的な、女性性脳の強い世界であるとの印象があります。自然に寄り添って人間が生きてきた日本では、おのずと自然の中にもののあわれを感じるといった、女性的な繊細さや美しさが生まれる土壌があったように思います。

約一万年争いがなかったとされる縄文時代は、女性性脳を主体とした社会がはじまったと考えられます[文献2]。

女性性脳の社会とは、母性原理で動く母系社会と同じ意味です。縄文時代は妻問い婚であり、女性が産んだ子供たちが一族をつくって代々住み、男はそこに通うだけの存在であったといわれています。その形態が縄文時代に争いがなかった大きな要因だと思われますが、それを可能にしたのが日本の豊かな自然です。

この時代は、人々が自然に溶け込み、その中で木の実などの植物、小動物、魚などを採れば、食べ物には困らなかったと思われる平和な社会であったし、人と争う必要もなかっただろうと思います。食べ物に困らなければ、扁桃体・報酬系は過剰に活性化することもなく、食や子供の世話をする女性中心の家族のほうが、より社会が円滑にいくのです。

争いのないボノボの社会

実は縄文時代と同じ現象が、類人猿の社会でも見られます(文献3)。

チンパンジーはオス中心の社会で、メスをめぐってオス同士が争いますが、チンパンジーと同種のボノボは母系社会で、メスとその子供が集団をつくっており、オスは集団の外にいてメスをめぐって争うことはありません。同種でありながら真逆な行動をとるのは、自然環境の問題が影響しているようです。

チンパンジーやボノボはアフリカのコンゴに棲んでいます。コンゴには、中央に東から西に流れる大きなコンゴ川があります。チンパンジーはもともとコンゴ川の北側の草原地帯にいたのですが、数万年前に乾燥して川が干上がり、チンパンジーの一部がコンゴ川の南に渡りました。その後雨季があり、コンゴ川の幅が数キロになったのでチンパンジーは川を渡って戻れなくなり、南と北に分かれて生活するようになりました。

ところが、やがて、コンゴ川の北と南で、自然環境が大きく異なるようになりました。北は乾燥気味の草原地帯で食べ物が少なく、南はジャングル地帯で湿気が多く、食料が豊富にありました。食料が乏しい北では、メスがたくさん子供を産むと生存競争が厳しくなるので、子供をあまり産めないように発情期が長くなり、一匹子供を産むと一年半から二年は発情しないようになりました。そのため、オスは自分の子孫を残すためにできるだけ多くのメスを獲得しようと、他のオスと戦うようになり、オス中心の争いの多い社会になりました。

一方、南のほうは食料が豊富なので、子供が増えても生存に困ることはありません。そのため発情期が短くなり、発情しなくてもオスと交尾ができるようになりました。性欲を満たされやすいオスは、メスを独占するために戦う必要がなくなり、子供を育てやすいメス中心の母系社会をつくるようなったのです。それがボノボであり、チンパンジーより知能がすぐれ、人間社会に近くなりました。

これはまさしく、日本の縄文時代の母系社会と、砂漠などの自然環境の厳しいところにある男中心の父系社会と同じ現象です。砂漠のように自然環境が厳しいと、動物にとって一番大事な食べ物の確保や子孫をつくるうえでストレスが強いので、自然とストレスで扁桃体・報酬系が活性化しすぎて争いがおきます。そして、力の強いオス同士の争いになります。反対に、日本の縄文時代のように、自然環境が豊かで食料があると、子孫を育てるのに好都合な母系社会になるのでしょう。

平和な縄文時代がすぎて、大陸から人や文化が入ってきた弥生時代以降になると、争いが起きたためか、男性性が強くなっていきます。しかし、江戸時代までは、日本は基本的に女性性脳が優勢であり、周囲の国と交流を遮断した時代には、女性性脳が前面にでてくるように思われます。

たとえば、遣唐使を廃した平安後期に、日本独自の文化が花開き、紫式部や清少納言などの女流作家が、世界的に見ても質の高い作品を残しました。(文献4) また、鎖国政策をとっていた江戸時代にも日本的な文化が熟成し、武家社会ではありましたが、実は女性性脳の時代だったのではないかと感じています。(文献5)

「女性性脳」で運営されていた白木屋の家族経営

江戸時代、白木屋（東急百貨店の前身）という近江の物産を扱う、いまでいう百貨店が日本橋にありました。白木屋は非常に家族的な経営をしていた大店で、店で働く丁稚、手代、番頭らの家族が亡くなると、すべて同じ墓地に埋葬されました。つまり従業員全員がひとつの家族のようになっていたのです。

このころ江戸では一〇年に一度大火があり、白木屋は何度も焼けたようですが、そのたびに従業員が必死で消火し、店の立て直しをしました。なぜならば、白木屋はすべての従業員にとって自分たちの家であり家族なので、自分たちや家族が生活していくために、必死で白木屋を再建しようとしたのです。

日本企業は、かつては終身雇用制で、家族のような経営をしているとよくいわれてきました。江戸時代は、本当に従業員全員が疑似家族として企業を経営しており、これは女性性脳といってもいい企業形態になります。

この時代は、家庭も女性性脳で運営されていました。江戸時代のような武家社会においても、家の中心は女性であり、女性が食や家族の健康を管理していました。近松文学に書かれたように、男が遊女と心中しようと、女性さえ家の中できちんと家政を仕切っていけば、家族は安泰で家は存続します。もちろん対外的には、男が家長的に仕切っていましたが、対内的には、女性が家長として家全体を仕切っていたのです。

明治時代に日本に来た外国人たちが、その当時の女性を観察して、次のように書いています。

「女の一生は日本では服従の連続といわれるが、後半生での服従は名目にすぎない。子供が成長して嫁をとり、自分が隠居するとなると、女には自由で幸福な老年が訪れる。嫁に家政の実務をゆずりながら実権は保有しているし、息子夫婦にかしずかれて安楽な暮らしを送る。若いころままならなかった外出も自由だ。芝居見物、寺社詣りなど、毎日は娯しみに満ちている。結婚生活前半の苦労は、この自由と安楽のためだったのである」

「日本という国は、婦人たちが大きな力をもっている国に見えた。彼女らが支配しているのは家庭と宿屋である。外国人は食事が口に合うわけでもないのに、外国式ホテルではなしに日本風の旅館に泊まりたがる。それは日本の家に一歩踏み入れれば、婦人の優雅な支配力が感じられるからである」

「家庭では彼女は独裁者だが、大変利口な独裁者である。彼女は自分が実際に支配しているように見えないところまで支配しているが、それは極めて巧妙に行っているので、夫は自分が手綱を握っていると思っている」（文献6）

このような女性が家庭を支配する形態は、いまだに日本に残っています。欧米では財布の紐を握っているのは男性ですが、日本では女性であり、夫は小遣いを渡され、その中でやりくりをしています。これは、欧米のような男性性脳の社会からみたら、ありえない話になります。つまり、いまだに日本の家族は、女性性脳で働いていることになります。

「武士道」はレベルの高い「女性性脳」だった！

武士道は、武士が勃興してきた平安末期から徐々にかたちづくられ、江戸時代に熟成しました。武士道というと、これぞまさしく男性性脳だと思う人が多いのではないでしょうか。しかし、武士道は、実はレベルの高い女性性脳であると私はみています。

武士道に関しては、新渡戸稲造の『武士道』に余すことなく書かれていますので、それに準拠しながら、なぜ武士道は女性性脳であると私が考えているのかについて、お話ししたいと思います。(文献7)

この本の中で、武士道は、日本の象徴である桜花に優るとも劣らない日本の土壌に固有の華であると、本居宣長の歌に基づいて述べられています。

日本の自然には、女性性脳主体の豊かさや、自然を維持していくために、それぞれの生物が精いっぱい役割を果たしている美しさ、潔さがあります。

そして、もう一つの日本の自然の特徴は、自然災害が世界一多いということです。

地震、津波、台風などが襲ってきて生活が破壊されると、それを立て直すために人は男性性脳を働かせるようになります。合理的に脳を働かせて、できるだけ早く生活を立て直さなければならないからです。

新渡戸稲造のいう武士道は、「日本の土壌に固有の華というのは、武士道は日本の自然そのものから生じた、自然の本質にそった生き方」ということになります。

自然の本質にそう生き方とは、脳の使い方からいえば、平和なときは右脳主体だが、災害などの厳しいときは左脳も使うということです。つまり、平和なときは右脳を働かせる女性性脳主体だが、災害などに襲われると、左脳を使って合理的に災害を乗り越えようとする面が強くなります。

武士道とは平和が主体の生き方です。一所懸命という言葉にある通り、基本は自分の土地を守り、そこに敵が攻めてきて初めて戦うという特質があります。これは、欧米のように、自国から外に出て行き、戦い、侵略して植民地をつくり、そこから搾取するという男性性脳の発想とは、ある意味真逆の性格をもっています。

新渡戸稲造が説いた武士道に関するさまざまな項目には、右脳的な要素を強く感じさせるものが多くあります。

たとえば、武士道には成文化された経典のようなものはなく、武士の行動様式を表すものであるという点です。武士は左脳的な成文化されたものに基づいて行動するのではなく、言葉に表しづらい先人たちの行動や規範という右脳的なことに基づいて行動し、武士道が徐々に形成されていったと考えられます。これはおそらく、行動のベースにある大和心、大和魂が、自然そのものに由来しているので、簡単には成文化できないものだったのでしょう。

義と勇に関しても、論語の「義を見てせざるは勇なきなり」というように、困っている人を見て見ぬ振りをしてやり過ごすのは卑怯者、臆病者であるとされます。まず、右脳的な困っている人への慈悲の心があり、それを基にして左脳が発動し、戦うという順序になります。決して意味もなく戦いが先にくることはないのです。

そこにはやはり、武士道の重要な徳目である「仁、礼、誠」など、人への思いやりがベースにあり、それを全うするために戦うということです。

そのため、刀は武士の魂といわれていますが、刀をむやみに使うことを戒めています。武士道の究極の理想は、刀を使わないこと、つまり平和だと新渡戸稲造は断言しています。これも、武士道が女性性脳である一つの証しになるのではないでしょうか。

また、武士道の徳目のひとつである「名誉」を重んじるのも、日本人は人間関係が濃い右脳的な民族なので、その中で自分の子孫を含めて幸せに生きるためには、互いに名誉を重んじることが大事だということになります。

武士道の徳目である「忠義」も、国や藩を一つのまとまりと考え、その中で自分の役割を果たすという右脳的な意味にとらえることができます。

このように、武士道の徳目はほとんどが右脳的な面が主体であり、まさしく女性性脳と言っていいと私は考えています。

あらゆる困難に愛と高潔な魂で立ち向かう武士道

武士道が戦いを生業とする武士から生じたのに、なぜ女性性脳なのかという疑問もあるかもしれません。

私は、女性性脳をレベルの高い使い方をしているのが武士道だと考えています。

武士道というものが、脳の使い方としてレベルが高い理由は、扁桃体・報酬系をコントロールすることを非常に重んじているからです。

武士道においては、扁桃体・報酬系がつくりだす喜怒哀楽を表情に出すことは、他人への失礼にあたるため、感情をコントロールすることが重んじられました。

お金に関しても、お金儲けをして豪奢な生活をすることは、品性を落とすことにつながるとして、むしろ質素倹約することで品性をみがこうとしました。

また、武士道はありとあらゆる困難と苦境に、忍耐と高潔な心をもって立ち向かうよう教えています。これは、視床下部のレベルを上げ、ストレスに強くなることを目指している教育といえます。

そして武士は、いざとなれば切腹をして、自分にやましいところがないことを見せました。これは、霊魂と愛情が腹に宿ると考えられていたので、このような切腹という世界にない行動様式が生まれました。

視床下部は、先に述べたように自律神経の中枢であり、腹部の臓器を動かしています。私は、覚醒下手術の経験から、視床下部に魂があるのではないかと考えていますが、視床下部と密接に対応している腹に魂があると感じていた日本人は、おそらく理屈ではなく実感としてそう感じたのだろうと推測しています。

吉田松陰に見るレベルの高い「女性性脳」

武士道を人生で実践した本物の武士として私が思い浮かべる偉人に、吉田松陰と乃木希典がいます。

この二人は、武士道が熟成した江戸時代の最後に、武士道について強い信念をもった玉木文之進という武士から、徹頭徹尾武士道を実践する教育を受けました。

吉田松陰と乃木希典は、武士の中の武士といってもいい二人ですが、彼らは非常に勇猛果敢な行動をするにもかかわらず、実は非常に優しい、つまりレベルの高い女性性脳をもっていた人たちであったように、私は想像しています。

山岡荘八の『吉田松陰』に、吉田松陰が松下村塾で教えたときのエピソードがあります。

――横山重五郎は十四歳で入塾しているのだが、その時にはもう松陰の名は、少年たちの間で押しも押されもしない「英雄」であった。もともと藩校の教授である。そのうえ日本中を遊歴して、黒船に乗り込もうとまでしたことがひろく知れわたっている。横山少年は、どんなに怖い先生であろうかとおそるおそる塾へ出向いた。

「その容貌言語果たして人に異なり」

彼は、そのおりの事をまっ先にそう記している。彼の想像していた松陰と全然違う印象で、ひどく貧弱なやさしい感じだったのが、こうした書き出しになったらしい。

「ご勉強なされい」

と、松陰は言った。少年はまずその言葉遣いの丁重さにびっくりした。そして与えられた仮名まじりの本を開いていると、松陰がそばにやって来て、その一節を読んだあとで、

「これは常陸帯という、水戸の藤田彪という先生の撰んだ本です。そもそもこの藤田先生という人は……」

勉学に入る前に、著者の人となりから、風貌、逸話の類までくわしく伝え、そうした人が、何のために本を書く気になったか、何を後人に訴えようとしているのか、そうした事を考えながら学習するよう、慇懃に教えてくれてからまた言った。

「ご勉強なされい」

横山重五郎はそれだけで、もはや松陰を心の底から敬愛するようになった。

ひとつもみずから英雄ぶって人を虫や蟻のように見下すところはなく、ただわずかに師の方が私よりも年長者だというだけである。余は大いにおどろき、喜懼おくあたわず――余は学問に志してきたとはいえ、いまだ乳臭い少年に過ぎない、天下に名のとどろいた鬼神、豪傑ともいうべき先生が、このように諄々と真情を傾けて教えてくれるとは思ってもいなかった。この先生に教えを乞えば、いかに自分が不才であっても、何かひと

かどの用に立つ人間になり得るかも知れない。そう思うと欣然おくあたわず――。

と、書き残している。（文献8）

吉田松陰の過激な行動を支えていたのは、彼の人に対する優しさであることを物語るエピソードであり、彼はレベルの高い女性性脳をもっていたと思います。

乃木希典に見るレベルの高い「女性性脳」

乃木希典大将も吉田松陰と同じような優しさがありました。乃木大将に、日露戦争で従軍記者として接した米国人のS・ウォシュバンが、以下のように書いています。

「私は直接乃木大将を見、かつ乃木大将を知るに及んで、その人格と天稟とに痛く感激させられたものである。将軍ほどの徹底的理想主義者は、かつて得知らなかったのである。将軍の一大軍人たることは、全世界に知らぬ人はない。しかしその私的、個人的方面、純真掬すべきほどの温情、婦女子の柔和にも類うべき、そのなつかしい慈容に至っては、英米人の知るところではなく、また全く理解し得ないことと思う（文献9）」

ロシア軍が一番猛将として怖れ、奉天の戦いでは、クロパトキンが乃木軍を怖れて軍隊を右往左往させたことが敗因につながりましたが、そのように鬼のように敵から怖れられた乃木大将は、実際会うと詩作が好きな極めて優しい人でした。

乃木大将は難攻不落といわれた旅順要塞を短期間で落として、世界中から英雄とあがめられ軍神といわれましたが、その祝賀会でのエピソードがあります。

「旅順口が陥落して、私たち幕僚が皆祝賀に耽っていると、いつのまにか閣下（乃木大将）の姿が見えない。もう退席してしまわれたのだ。行って見ると、小舎の中の薄暗いランプの前に、両手で額を覆って、独り腰かけて居られた。閣下の頬には涙が見えた。そして私（副官）を見るとこう言われた。今は喜んでいる時ではない。お互いにあんな大きな犠牲を払ったではないか（文献9）」

こうした乃木大将の優しさを表すエピソードは多く、そのため国民の人気が非常に高かった将軍でした。

吉田松陰と乃木大将を教えた玉木文之進は苛烈な性格をもち、めったに人を褒めませんでしたが、吉田松陰の母親のお滝さんについては、大の男でさえおよばないと賞賛しています。(文献10)

彼女が貧しい中でも明るさを失わず、大家族の世話や農作業などの過重労働をしながら、子供たちの情操教育までしたことをはたで見ていて、驚嘆したのでしょう。玉木文之進の考える武士道は、レベルの高い女性性脳であったことを感じさせます。

武家の女性に受け継がれた「武士道」のこころ

では、武士道においては女性の教育はどう考えられていたのでしょうか。(文献6)

武士道が求めた女性像は、家庭的であるとともに、男性より勇敢で決して負けないという気持ちを育む教育でした。

なぜならば、夫や息子はいつ戦場で死ぬかわからないので、たとえそうなっても家が存続するように、食だけではなく子供の教育や家の防衛まですべてとり仕切れるように教育され、自分を犠牲にして夫や子供に尽くしました。

徹底して私心がないという意味でも、武家の女性こそレベルの高い女性性脳そのものといってもいいのではないでしょうか。

実際の武士道の教育にふれた石川真理子さんという作家がいらっしゃいます。彼女との対談はこの本の第5章に収録しています。彼女の著書『女子の武士道』の中で、まさしく新渡戸稲造の述べた武士道が、明治まで実践されていたことがわかります。(文献11)

石川さんの曽祖父は幕末に米沢藩で生まれ、明治になったあとも武士道を守って、彼女の祖母に武士道にもとづいた教育をしました。石川さんは一二歳まで祖母と暮らし、その祖母から武士道の薫陶を受けました。それについて『女子の武士道』のあとがきの一部を抜粋します。

——歴史は女がつくってきた。

現在では意外に思う人が少なくないかも知れませんが、かつては当たり前に言われていたことです。

曽祖父のように「世の中を良くするのも悪くするのも女次第だ」と堂々と言ってのけることがなかったとしても、男性は女性の偉さをちゃんとわかっていたのです。

それを理解しているから、女性はまた多くを譲ったのでしょう。多くを譲ることができたのは、実権は女性の側が握っていたためです。そこには、ともすれば現代女性以上の自信に満ちあふれた姿が感じられます。

真に美しいものは、強さを秘めているものです。

そして女性の強さとは、何事も受け入れる柔軟さと、それでもなお自分を失わない信念と覚悟であろうかと思います。

武家の女性や明治女には、かぎりない強さと美しさを感じます。祖母は、私にとって最も身近な武家の女性であり、明治女なのです。

（中略）

では、どうすれば魂が生き続ける本物の人生を生きることができるでしょうか。

それは、志を持つことだと思います。

（中略）

志とは、おのれが目指す到達点、ゴールのようなものであるでしょう。ゴールがなかったら、どちらに向かって走り出したらいいのかわかりません。

祖母には祖母の志がありました。果敢に人生を生き抜くことを可能にしたのは、志があったからです。そうした意味においては、志はまた支えであり、エネルギーであるということもできるのです。

私たちの先祖の多くが、意識しようとしまいと、志に向かって生きていたのではないでしょうか。そんな方々の魂が今も生き続け、現代人に語りかけてくるのを私は感じます――。

志とは、大金持ちになるとか成功するという個人的な欲望に基づいたものではなく、自分を社会の役に立たせようという目標になります。そのためには、脳の扁桃体・報酬系をコントロールし、自分を律しないと、とうてい成し遂げられるものではありません。

志をもって人生を生きると多くの困難にぶつかるでしょうが、同時に同じ志をもった仲間が集まってきます。石川真理子さんの祖母が、子供や孫たちに尊敬されて一生を終えたように、人生を幸福に生き切るには、志こそが一番大事なことだと私は感じます。

レベルの高い女性性脳をもつためには、志をもち、それにより魂をみがくことが本質だろうと思います。

レベルの高い「女性性脳」が日本企業の強み

今のような世界に開かれた厳しい競争社会で、日本は果たして女性性脳で競争に勝てるのでしょうか。

結論からいうと、レベルの高い女性性脳をもてば、長い目で見ていい製品をつくれる、その結果として競争に勝てると考えています。その典型的な例を、今も世界で一流だといわれているトヨタ、ホンダなどの創業期に見ることができます。

トヨタの創始者は豊田佐吉ですが、彼は二〇歳くらいのとき発明で行き詰まり、自分の住んでいた村から夜逃げしたことがありました。

そのときに、母親が村はずれまで追いかけてきて、貧しい中で一所懸命工面したお金を佐吉に手渡し、「お前を信じている」と言って送り出したそうです。

母にそう言われたことが佐吉の人生の転機になり、そこからがむしゃらに働き、自動織機を発明しました。彼の一番の原動力は、機織りをしてずっと貧しかった母親を楽にさせてやりたいという優しさでした。佐吉は多くの人と強い絆をつくり、企業を大きくしていきました。

発明というと左脳主体になりますが、日本の国の発展のために、佐吉が無私で発明に邁進する姿に、多くの人が彼を助けようという気持ちになりました。このような右脳的な人との強いつながりが、彼を押し上げていったのです。豊田佐吉は、レベルの高い女性性脳をもっていたといっていいでしょう。

豊田佐吉の息子で、トヨタが自動車産業に乗りだす礎を築いた豊田喜一郎も、寡黙ではありますが、人情豊かな男でした。

木本正次著『豊田喜一郎』によれば、喜一郎が東北大に勤めている親友の抜山に、車の技術的なことを聞きに行ったときのエピソードが紹介されています。

——喜一郎に引き合わせるために、助手の一人に命じて成瀬を呼ぼうとした。

「いや、待ってくれ。それは困る。わしの方から挨拶に行く」

喜一郎は、使いに立とうとする助手を押しとどめた。いずれ教えを請うからには、たとえ親友の抜山の弟子であるにしても、また年齢的に喜一郎より後輩であるにしても、自分の方が弟子としての礼をとるべきであると喜一郎は言うのであった。

（中略）

（この人は、まるで上杉鷹山のような人だ。こんな人が上にたっているのだから、豊田自動織機が世界的に絶賛されているのは当然だ）成瀬はとっさに思ったという。そして、この人の知遇に謝するためには、自分はいつの日にか、この人の志に寄与することがなければならないと心に誓ったという。（文献12）

豊田喜一郎の人に対する誠実さが部下たちを惹きつけました。

豊田喜一郎も技術者で左脳的なレベルが高い人でしたが、それ以上に、多くの人が彼のためであればいくらでも協力しようという気にならせるような右脳的なレベルの高い人でした。

彼が車をつくり始めたときは、当然技術が追いついていないので、販売しても故障だらけでした。豊田喜一郎は故障した車の修理に自らが出向き、現場で自分の車の問題点を学び、技術を改善することに生かしました。現場に自ら出向いて学ぶという、顧客に対して誠意をもって行動することは、レベルの高い女性性脳といってもいいと思います。

ホンダの創始者の本田宗一郎にも、こんなエピソードがあります。

――創業間もない頃のことかと思いますが、浜松の工場へ外国人のバイヤーが訪れました。汚い話ですが、当時はまだ汲取式のトイレにそのバイヤーの入れ歯が落ちてしまった。それを知った本田さんは飛んで行き、自分の手で便器を探って入れ歯を取り出し、きれいに洗い、それをまず自分が口の中に入れてから、さらにもう一度洗って、相手に返した、ということがありました。

その際、本田さんはおどけたふりをしながら、相手の心をなごませ、その入れ歯を返したということです(文献13)――。

本田宗一郎とその後二人三脚で、ホンダを世界的な会社にした、のち副社長となる藤沢武夫がこのとき同席していました。この件を見ていた藤沢は、この男に一生ついていくしかないと決意を固めたといいます。

本田宗一郎は、豊田喜一郎同様技術屋で左脳的なレベルが高いにも関わらず、多くの人が惚れ、多くの人を動かす右脳的なレベルも高い人でした。そうでないと、あれほどの短期間で世界的な会社はつくれないと思います。

両者とも、顧客の事を第一に考えて、そこから技術をみがく会社をつくったところは、レベルの高い女性性脳をもっていたからこそだ、と私は考えています。

「技術の日産、販売のトヨタ」という言葉があります。

日産は技術からスタートし、トヨタは顧客第一からスタートするという意味で、前者は男性性脳が強く、後者は女性性脳が強い企業だといってもいいでしょう。

昭和三〇年代は、日産、トヨタはほぼ会社としてのレベルが拮抗していました。現時点の両社に対する社会からの評価をみると、やはり長期的に見てレベルの高い女性性脳をもっているほうが、いい製品をつくれるのではないかと感じます。

常に顧客のことを考え、安全性や運転のしやすさという女性性にこだわり、そこから技術を考え、会社の営利を求めるより前に社会貢献を考えている姿勢をもつような企業、つまりレベルの高い女性性脳をもつ会社の方が、長い目で見ると製品の質が上がるのは自明の理かと思います。

技術にこだわる日産や社員の尻を叩き短期的な利益を目指すような米国型の経営をしているGMやフォードを男性性脳とすれば、トヨタやホンダは長期的にみて社員の幸せを考えながらいい製品造りをしようとしている女性性脳の会社といえます。その女性性脳のレベルが高いので、それが製品の質ひいては会社の隆盛に現れているということになります。

一〇〇年以上続く老舗会社が、日本には世界の三〇％あるといわれています。これも母親が孫子の代まで一家を繁栄させようとするのに似て、多くの日本の会社に、レベルの高い女性性脳が受け継がれている証ではないかと思います。

日本人の「女性性脳」が弱ったことで失くしたもの

残念なことですが、戦後多くの日本人が、かつてもっていたレベルの高い女性性脳を失ったことが、今の日本を覆っているさまざまな問題につながっていると私は感じています。

私がたずさわっている医療に関しても、レベルの高い女性性脳を失ったことがさまざまな問題を引き起こしています。

その大きな問題の一つは、がんや心臓病などの生活習慣病が、戦後右肩上がりに増えていることです。

大きな理由として、昭和三〇年以降、日本の食生活がすたれ西洋的な食生活に変わったこと、食自体も化学物質まみれの食品が増えたこと、交通機関が発達し便利になったことで運動をしなくなったこと、そして、戦後生き方を教える教育が家庭や地域、社会からなくなり、ストレスに弱い人がどんどん増えてきたことです（文献14）。

少なくとも私が子供だった昭和三〇年代までは、母親が家の中心にいて、先祖から受け継いだ伝統にのっとた食事をつくり、何かストレスがあると母親を中心に家族が心の支えとなり、母親が責任をもって家族の健康の面倒をみてきました。

ところが、戦後の核家族化がすすみ、女性が社会進出をするにつれ、母親を中心とした家族のまとまりがうすれてきました。そのためか、世界的に見ても生活習慣病の予防には一番いいといわれている日本食が家庭から消え、保存剤や農薬の入った食品を買ってきたり、洋食のレストランで外食したりすることが増え、それががんや心臓病などの生活習慣病の増加につながっています。

戦前までの母親は、家族の心の支えとして家庭を中心に生活していて、ストレスに遭ったときの子供たちの支えとなってきました。

森進一が歌った「おふくろさん」というヒット曲があります。この歌を作詞したのは、作詞家・脚本家として知られる川内康範です。この歌は、日蓮宗の寺に生まれた彼の母親が、「お寺への檀家からのもらい物を貧しい人に配っていた」という、母親が公の生き方を教えてくれたという内容の歌です。

これに関しては、森進一が自分の母親にあやまるという歌詞を勝手につけて歌ったため、歌詞の内容が矮小化されたことに川内康範が激怒したという騒動がありました。戦後に育った森進一にとっては、川内康範の母親のように、身をもって公の生き方を子供に教えたという歌詞の内容が理解できなかったのかもしれません。

いずれにしても、今はそのような子供に本当の愛情を惜しみなく注ぐ母親が減り、そのことが今の発達障害が増加している一因になっているのではないかと私は考えています。(文献15)

私が見るに、戦後日本の家庭からレベルの高い女性性脳をもつ母親が減ってしまったことが、日本にさまざまな生活習慣病が増えた大きな原因の一つであるといえるでしょう。

認知症も右肩上がりに増えており、大きな社会問題になっています。

認知症の大きな原因が孤独感であります。その孤独感は老人が家庭の中で必要とされる役割を、昔ほど果たせなくなったことと無関係ではないと私は感じています。

前述の石川真理子さんは、祖母の話を聞きにいくのが楽しみだったそうですが、それは生き方を含めたさまざまな大切なことを教えてくれたからでした。そのような老人であれば、孤独になるどころか、家の中で尊重されて、それが幸せに生きていくこととつながり、認知症になることはまずないのではないかと思われます。

かつての日本人の家庭においては、老人になればなるほど家の中で存在感を増したものでしたが、それはレベルの高い女性性脳をもっていたためだと私は考えています。なぜなら、レベルの高い女性性脳をもっていれば、困難に直面しても、それを乗り越えていく知恵をもっているため、家族から頼りにされるようになるからです。

さらに、レベルの高い女性性脳が戦後職場で衰退したことが、仕事にも大きな影を投げかけています。以前から、私の開発した脳活用度診断テストを使って、会社員にカウンセリングを行っています。そこで一番感じることは、もともとストレスに弱い若い社員が、ストレスで落ち込んでいるときに、それを察知して若者を救おうとする先輩社員がいないということです。これは会社の中で女性性脳が弱くなっているということになります。

会社自体が欧米型の経営になり、社員の中で熾烈な競争をさせ、ストレスに強くて生き残った者だけが上にいくという男性性脳的なシステムが主流になっています。それに耐えられない多くの繊細な社員をやめさせ、それがひいては現在、社会問題となっている大量の引きこもりにつながっています。

もちろん会社ですから、競争に勝つためには左脳の働きも必要です。しかし、今まで述べたように、本当にいい製品をつくるには、多様な人間がそこにいることが大事です。

そのためには柔軟な思考、レベルの高い女性性脳をもつ会社の方がいいと、私は現場を見て感じています。長期的にみればそちらのほうが会社は伸びていくはずです。

第3章　難病の克服により、「女性性脳」を高めた五人の女性たち

現在、社会のさまざまな分野において問題が噴出しています。日本社会をいい方向にもっていくには、そして多くの人たちが幸せを感じながら、社会を発展させるような生き方をしていくには、どうすればいいのでしょうか。

それには、強いストレスを乗り越えて女性性脳をレベル高く昇華させた人たちから、生き方を学ぶことが大事だと思っています。

なぜなら、平和になった今の日本で、一番強いストレスといえば病気だと思うのです。そこを乗り越えた人からは、多くの学ぶべき点があると思うからです。

そのために、私は厳しい病気を乗り越えて魂をみがき、凛として生きている五人の女性にインタビューをしました。それは、私にとって非常に有意義で楽しいものでしたが、私たちがそこから何を学べるか、脳から読み解きながら考えてみたいと思います。

善本考香さん

プロフィール

特定非営利活動法人「Smile Girls」代表。一般社団法人日本医療コーディネーター協会(JPMCA)パートナー。

一九七一年、山口県岩国市生まれ。中学校・高校でハンドボール部に所属し活躍した。岩国商業高等学校在校時はインターハイにも出場し、三位入賞を果たす。二〇一一年に子宮頸がんが見つかり、転移・再発を繰り返すが、二〇一三年に全治療を終了。生存率0%から根治し、現在に至る。

著書『このまま死んでる場合じゃない！ がん生存率0%から「治ったわけ」「治せるわけ」』岡田直美・善本考香共著、講談社。『がんでは死ねない。がんを消した一二人の医者と治療法』覚田義明・善本考香共著、デザインエッグ社。

「Smile Girls」のホームページ　https://www.smile-girls.jp

出会い

善本さんと出会ったのは、彼女の著書『このまま死んでる場合じゃない！』を読んだことがきっかけでした。(文献1)

私は以前、この本の共著者である岡田直美先生に紹介していただいた患者の脳腫瘍の手術に関わる機会があり、そのお礼という意味もあったのでしょうが、岡田先生から本を贈っていただきました。

私は、この刺激的なタイトルに興味をもち、読んでみるとその内容は医者から見たら奇跡的な治療経過であり、強烈なインパクトを感じました。といっても、決して単なる奇跡ですませる話ではなくて、医者も多くの学ぶべき点があると感じ、善本さんに直接お会いすることになったのです。こんなあっぱれな女性が世の中にいるのかという興味もありました。

善本さんと初めて会ったときは、彼女のエネルギッシュさと賢さに圧倒され、ますます彼女の生き方、医療への取り組み方に興味を感じたのを覚えています。

その後、私が医療相談会や患者団体を開始したこともあり、「スマイルガールズ」という患者団体を主催している善本さんに教わることが多く、たまにお会いしては意見交換しています。いわば、医療を少しでもよくしようとする同志のような存在が善本さんだといってもいいかもしれません。

がんの告知から「生きる！」決意が生まれるまで

善本さんは、生存率０％といわれた末期がんの状態から生還しました。彼女がどのような経過で末期がんから生還し、根治状態に至ったのか、ここで紹介したいと思います。

自身ががんだと分かるまでの善本さんは、離婚を経て、娘一人親一人の家庭の主婦として暮らしていました。

病気に関しては、実はがんだと分かる三年前から、子宮からの不正出血がたまにあったようです。そのときに、友人の勧めもあり、重粒子治療にも支払ってくれるような先進医療特約を付けたがん保険に入っています。この保険がさまざまな治療を受け、奇跡的な根治に至ることに大きなプラスになりました。

がんと分かったのは、二〇一一年八月末に風呂場で椅子に座り髪を洗っていた時に、突然子宮から大量出血をしたことによります。それまでも不正出血はしばしばありましたが、これほど大量のものは初めてだったので、驚きと恐怖で凍りついたといいます。でもそのときは病院にすぐに行かず、スマホで「子宮大量出血、がん」という項目で検索したそうです。大量出血であれば、がんもかなり進行しているという記載をみて動揺はしたけれど、その後出血がおさまったので、とりあえず数日間放置しておきました。そのときの心境は、いやな予感が当然ありましたが、「まさか、がんじゃないだろう」と無理やり自分にいいきかせて、気持ちにふたをした状態だったようです。彼女はもともと病院嫌い、薬嫌いでもありました。

しかし、数日後に子宮頸がんの無料検診があるのをたまたま知り、それなら行ってみようと決意。検診で細胞診を含めた検査を受けました。その際「検診の結果がでるには一週間かかりますが、何か問題があれば電話をします」と言われました。

そして、一週間たたない八月二九日に、病院から電話がかかってきました。もちろん電話ではがんだという診断結果を聞くことはできないのですが、電話がかかってきた以上、自分は間違いなくがんだと思い、強い恐怖にとらわれたといいます。善本さんはすぐに病院にかけつけ、予想通り医者から細胞診でがんが見つかったと言われました。

そのときの彼女の心境は、担当の医者の説明を聞いているうちに、自分がどんどんその場から遠くに行ってしまい、他人事のような感じで遠くから説明を聞いているような感覚だったそうです。それは幽体離脱のような状況なのでしょうが、ショックをやわらげるための脳の防衛反応かもしれません。

善本さんの母親にもがんの説明があり、それを小学生の娘にも伝え、三人で抱き合って泣きました。がんで自分が死んだら、母親の面倒をみることができなくなりますし、シングルマザーなので、娘をひとりにしてしまうという絶望感が襲ってきました。

その直後に善本さんがとった行動は、家族といると無理にでも笑顔をつくらなければならないのが辛くて、娘を実家に預けて外出してみたり、パチンコ屋に入り浸ったりもしました。どうせ死ぬなら全部お金を使ってやる、という自暴自棄の気持ちでパチンコ屋に行ったようですが、これが意外な結果を生んだといいます。

善本さんは、がんの告知を受けてすぐは、自分が悪い人だったから罰を受けたという気持ちだったそうです。でも、パチンコを一日中やっている周りの人たちを見ていると、「彼らにくらべれば、意外と私は悪い人ではないのかも」という気持ちになりました。しかも、二日間パチンコをやり続けて大勝ちし、そのお金を使って友人とバカ騒ぎすることで、告知で感じた絶望感が洗い流されたのです。そして前向きの気持ちで治療に臨むことができるようになりました。この出来事は、このあと起こる奇跡の序章のようなものだったのかもしれません。

善本さんによると、がんと言われたときに生じた負の感情を、どんなことでもいいから、自分の好きなことを徹底してやって洗い流すことで、家族や友人を愛しているという前向きの感情が確認できたといいます。それが、治療に一番大事な「生きたい！」という感情につながりました。そして告知を受けて数日後に、娘を残しては死ねないと強く決意しました。この気持ちがなかったら助からなかった、と彼女は述懐しています。

そこから彼女は、何が何でも生き抜くという覚悟を決め、一二人の医者と出会い、さまざまな治療法を駆使したがんとの壮絶な闘いをはじめます。

がんと闘うための三つの盾――知識力・判断力・コミュニケーション能力

治療経過にふれる前に、善本さんがどのような考えをもって、がんを根治にもっていこうとしたのかについてふれておきたいと思います。

実は彼女の考え方というのは、現代医学の常識からいうと生存率0％という厳しい状態から根治にもっていく過程でこそ、熟成したのであろうと思います。その考え方は、おそらく病気を克服する場合のみならず、仕事における非常に困難なプロジェクトを成功させるためにも、大いに参考になると私は感じています。

彼女の考え方は、まさしくレベルの高い女性性脳にあたります。そして、厳しい状況を乗り越えるたびに、どんどんレベルが上がっていったように私は感じました。

善本さんによると、患者ががんと闘うには、三つの盾が不可欠であるといいます。一つ目が「知識力」、二つ目が「判断力」、三つ目が「コミュニケーション能力」です。

その三つは、人や病気を攻撃する鉾のようなものではなく、自分を病気から守り、根治にもっていくものなので、彼女は盾という表現を使っています。鉾を振り回しても決して病気は治るものではなく、盾で自分を守り続けることが、根治につながるという発想です。

まず、一つ目の知識力とはどういう意味でしょうか。

これは、自分の現状を正確に知るための知識、ということになります。今の自分のがんがどういう状態で、それに対して、今受けている治療は何を行っているのかを正確に知ることで、不安感をだいぶ軽減できることにつながります。

自分の病気であるにもかかわらず、意外と医者に任せきりだったり、ストレスを感じて知識を締め出そうとする人がいるようですが、それでは二つ目の正確な判断力につながりません。

これは、孫子の兵法の「敵を知り己を知る」ということにあたります。脳の使い方でいうと、情報を正確に受動することにあたります。

今であれば、情報はインターネットで自在に手に入りますので、昔にくらべれば情報収集もずいぶん簡単になりましたが、ご存知の通りインターネットの注意点は、情報が玉石混交だということです。特に医者以外の一般の人には、何が正しい情報なのか分かりにくいのは当然です。

では、間違った情報を避けるためにはどうすればいいのでしょうか。

善本さんの経験によると、その助けになるのが主治医だといいます。特に主治医を味方につけることが非常に大事であると強調します。

そのためには、主治医がしばしば話す医学用語を理解することです。もちろん、医学用語は素人には難解なわけですが、その医学用語も勉強して、その知識を主治医にはひけらかさずに、自分の病気を治すのにプラスになるように、主治医の言葉を理解するように努めることです。

そうして主治医との信頼関係を築くということが、自分が知識を得て病気をよくするのに重要であるということです。主治医が患者の強い味方になってくれれば、損得抜きで必要な情報を教えてくれるようになります。

二つ目の判断力は、ある意味で知識力とは真逆の話になります。

主治医と強い信頼関係を築くのが右脳的な脳の使い方だとすると、正確な判断力とは、主治医ができることとできないことを冷静に判断することになるので、左脳的な脳の使い方になります。善本さんによれば、「信じるけど疑う」ということです。これは、主治医を人として好きになり信頼し、右脳で強い絆を築くけれど、左脳では冷静に医師の能力を値踏みするという、極めて高度な脳の使い方だといえるでしょう。

主治医と信頼関係があるから重要な情報が手に入るわけですが、完全に医者任せでは治る確率が下がります。

がんの末期から根治まで至るという極めて険しい道を踏破するには、主治医との信頼関係の構築という、右脳をレベル高く使うことが必要です。同時に、主治医が技術的に無理な場合には、別の治せる技術をもった医師に治療をお願いするという、左脳をレベル高く戦略的に使うことも必要なのです。

こういう脳の使い方は、おそらく男性ではなかなかできない芸当で、極めて女性的な脳の使い方ができないと不可能だと思います。つまり、この本のテーマであるレベルの高い女性性脳といってもいいでしょう。

この判断力はどのように養えばいいのでしょうか。

自分ががんであるという不安感があると、判断力はどうしても鈍るものです。扁桃体が脳を支配してしまうからです。そこで善本さんは、足を使って多くの人から情報を集めるということを実践しました。

これは脳から見ても理にかなっています。なぜならば、扁桃体が不安で過剰に活性化すると、足の領域に異常な回路をつくってしまい、いてもたってもいられない状況になります。それが続くと足が弱って歩きにくくなったり、倒れやすくなります。

ですから、不安があればあるほど、足をちゃんとした目的のために使うことで、その不安から生じた異常な回路を消すことができます。

また、多くの人に会うことで、どの人間が信用できるかの判断力も養われます。善本さんが判断の基準にしているのは、まず主治医のいうことを信じる、しかし常識で考えておかしいと思ったり、特に再発・転移が見つかった場合は、主治医を味方につけながらも、すぐに動いて別の治療を模索する、ということです。

三つ目のコミュニケーション能力ですが、これを善本さんは一番重視しています。もしがん患者にこれがなければ、再発・転移したときに助からないとさえ考えています。

彼女が治療過程で発揮したコミュニケーション能力とは、主治医の長所を見つけて主治医を好きになり、いつも笑顔で接することで、主治医にこの患者を何とか治したいという気持ちにさせること。そして、自分のがんを治すための同志になってもらうということです。そうなると、もし別の治療が必要になったときでも、セカンドオピニオンを気持ちよく書いていただけることになります。

自分には善本さんのようにはできないと思う人もいるかもしれませんが、だれでも再発・転移して死が目前に迫ったときに、なにがなんでも自分を治そう、絶対あきらめないと覚悟をもったら、困難な目的に向かって自分を変えるしか選択肢はないわけです。実はこの究極の覚悟が脳の使い方をレベルアップさせているのではないかと思います。

女性性脳のレベルを上げるには、困難を乗り越えるしかありません。善本さんの場合も、そこで魂がみがかれたことががんの根治につながったと思います。主治医と患者には魂のふれあいがあり、主治医にどんな手段を使ってもこの患者を治したいと思わせることが、末期がんからの根治という奇跡につながったと私は考えています。

根治までの壮絶な道のり

善本さんの病歴について、発症から根治までの流れを簡略に紹介しておきます。

二〇一一年一〇月、子宮頸がん（子宮頸部に限局する四センチ以上の病変）が見つかります。しかし最初の主治医はその診断も正確にできないことが判明したので、すぐにさまざまなツテをたどって情報を集め、評判のいい医者のいる別の病院に移ります。そこの医者のもとで、広汎子宮全摘術、抗がん剤治療という標準治療を行います。

二〇一二年四月、傍大動脈リンパ節に再発。化学療法併用放射線治療を行いました。

二〇一三年三月、肺、両肺門、縦隔、左鎖骨リンパ節に転移します。主治医からは、化学療法併用放射線治療を勧められましたが、再発した以上、同じ治療では無理だと判断します。

その際、前述のコミュニケーション能力を発揮して、主治医との強い信頼関係があったので、気持ちよくセカンドオピニオンの紹介状を書いてもらい東京に行きます。このときに、自分自身のために生きたいと決意。同時に、決して予断を許さない厳しい状況にもかかわらず、必ず治るとの信念をもっていました。そして、ご縁をいただき清水敬生先生という婦人科の名医と出会います。清水先生は「この子は治るよ」といってくれた上で、彼の弟子である東京共済病院の岡田直美先生を紹介されます。岡田先生は、初めて会った彼女に対し、転移しているのはリンパ節のみなので、治ると断言します。

二〇一三年四月、少量の全身抗がん剤（シスプラチン、タキソテール）でまず肺の病変が消失。これは全身への抗がん剤治療なので、おそらく他の微細な転移もそこで消失したことになります。次のステップは、リンパ節を一個一個モグラたたきのように治していく治療になります。そのための強力な武器が、動注塞栓術（腫瘍に栄養を送っている血管までカテーテルを入れ抗がん剤等を注入する方法）、手術、重粒子線治療になります。まず、鎖骨（治療後消失）、縦隔（治療後縮小）、肺門（治療後縮小）リンパ節に動注塞栓術治療を行いました。

二〇一三年九月、外科的手術にて、両肺門、両縦隔リンパ節の摘出手術を、左右開胸にて二度行いました。しかし、後遺症は強烈で、呼吸をするのがやっと、という状態で在宅酸素治療を継続し、外出時は酸素ボンベを持ち歩く生活になります。

二〇一三年一〇月、特殊なＭＲＩ検査をして、左縦隔、左鎖骨、肝臓、右腸骨リンパ節に再々々発したことが分かりました。岡田先生がＩＭＲＴ（放射線を病変部に集中的に分活照射する治療法）を計画しましたが、担当の医師に断られました。善本さんはこの治療にかけていただけに、厳しい経過の中でもこのときが一番精神的に追い込まれたと言います。

二〇一三年一一月、幸運なことに一回の動注塞栓術にて、肝臓、右腸骨リンパ節の病変が消失しました。最後に、縦隔、左鎖骨の病変に対して重粒子治療を行い、やはり消失、すべての病変のリンパ節がこれで消えたことになります。

善本さんの病歴を端的にいうと、病気の最初から、全身のリンパ節と肺にも一カ所転移していた厳しい状況だったため、標準治療を行ったけれども失敗しました。その状態で根治までもっていく治療法は、標準治療を墨守するかぎりはなかったのです。

しかし、そこで標準治療からはずれて、まず肺の病変とおそらく全身にある微小な転移を全身化学療法で治療してから、動注塞栓術、手術、重粒子線という強力な局所治療でひとつひとつ転移を消して、根治に至ったということになります。

標準治療が失敗すると、ふつうは緩和医療になり根治をあきらめるところを、がん治療のさまざまなオプションを駆使して、あきらめずに闘い、根治にもっていったのです。

標準治療だけであきらめず、可能性のある治療法を選ぶ

善本さんは、最初がんに対する標準治療を受けましたが、それでは根治せず、標準治療からはずれた治療を行いました。

がんの初期であれば、標準治療を行うことで治療成績がいいことが証明されています。しかも、全国のどんな施設でも同じことができるので、がんの初期の治療成績を全国的に底上げする上で、標準治療は役立っていることは間違いないと思います。

しかし、がんが進行し転移・再発となった場合、標準治療はそれぞれの症例の状況に対応することが統計学的にはできないため、標準治療においては延命のための全身化学療法のみしか提示できず、これでは根治まで至ることはありません。

善本さんのような場合、がん治療は標準治療を墨守するしかないと多くの医者が信じていて、その考えが足を引っぱっているので、もし彼女がずっと広島にいれば、そこでは標準治療しかできないので、とっくにがんで亡くなっていたことになります。標準治療しか知らずに、再発・転移すると救えないと信じている一般的な医者は、もしそれが性格のいい人であればなお

さら、患者に優しい言葉をかけて、できるだけ苦痛のある治療を行わない方向に進めることでしょう。優しいがゆえに、逆に治る可能性をつんでしまうことになります。

つまり標準治療は、単なる統計で処理した結果であり、それぞれのケースは考慮していません。たとえば、再発した卵巣がんで、抗がん剤を早く始めても遅く始めても予後は変わらないという統計的なデータがあるため、症状がでるまで待ってから治療を始める腫瘍内科医がしばしばいます。

しかし、重粒子治療などの強力な局所治療を使うのであれば、早期発見・早期治療で、善本さんのように、全身と局所の治療をうまく組み合わせて、早く治療を始めたほうが当然いいわけです。そういう意味では、統計のみを信じることは、それぞれの患者に個別に対応していないことになります。

統計学を信じるのを左脳的とすれば、現実に対応して患者に合わせて治療するのは右脳的といってもいいでしょう。現実は右脳的であり、それを切り取って言語化、数値化したのが左脳です。左脳ももちろん標準治療のように全体を底上げするには大事ですが、左脳より右脳、つまり現実のほうが、当然に優先順位としては上になります。

現実を直視して、できるだけさまざまな治る可能性のある治療法を、できるだけ早く提示しないと、治る患者も治らないことになります。

実はこのことは、すべての医療にあてはまる問題といえます。

そこを踏まえて考えると、セカンドオピニオンをどちらにするのかは難しい問題です。

もちろん医者にもよりますが、がん専門病院や大学病院には、標準治療しか信奉していない医者が多いといわれています。そのような医者のところにセカンドオピニオンにいけば、答えは標準治療しかないと言うだけであり、全く意味がないといってもいいでしょう。

そのためにも、善本さんは、過去の自分の治療記録をつくり、知識を得たあとで医者から情報を引き出し、その医者がどのようなスタンスの医者か、早めに見分けることが大事だと考えています。

医者のスタンスに関してですが、それを変える努力も患者にとっては必要なことだと善本さんは言います。

患者を人として見ず、病気しか見ていない医者がしばしばいますが、医者と患者の間がそんな薄い関係では、ただでさえ厳しいがんとの闘いはさらに厳しくなります。

患者が医者から人間として見てもらい、少しは気にかけてもらえるような関係になることは大事なことです。いわゆるコミュニケーション能力が大事になります。そうするとおのずと医者の人間性が見えてくるので、その医者にずっとかかるのがいいのかどうかも分かりやすくなります。

善本さんによると、主治医は代える必要がなく、主治医と人間関係をうまくつくって、必要な医者に紹介状を書いてもらえばいいとのことです。つまり患者である自分自身が治療プランを決め、それを医者にうまくサポートしてもらうというやり方がいいということになります。

患者による患者のための「賢い患者学」

善本さんは、自身の経験から得た医療に関する考え方を実践するため、特定非営利活動法人「スマイルガールズ」を立ち上げました。

主旨は、「心のつながり」を大切にし、がん患者およびその家族をサポートしていくことで、勉強会、セミナー、ヨガ、ピラティスなどのさまざまなイベントを開催しています。

モットーは、「病気と闘う盾を持ち患者力を高めることが、自分らしく生き抜くことにつながる」。がんを根治にもっていくのが目的ではありますが、それ以上に大事なのが、結果にかかわらずがんを受け入れ、がんに対する治療の中で自分らしく生きるということだ、といいます。

善本さんは、自分や仲間の闘病経験から、医療の未来は患者にかかっていると確信しました。善本さんのつくった「スマイルガールズ」は、患者自身が変わることで医療を変えようとしている、きわめて志の高い目標をもった団体だといえるでしょう。

「スマイルガールズ」を立ち上げた動機を善本さんはこう語ります。

「四〇歳くらいまで、私みたいにちゃらんぽらんな人生を送っている者が、このまま無事に終わるわけはないと思っていました。それで一気にきたのががんという病気でした。東京に出てきていい医療に出会い、人のためにこの情報を分かち合いたいと思いました。悪い結果になって、こんなはずじゃなかったと亡くなる方は、ネット情報だけで医療を受けている人が多いことに疑問を感じました。だから、患者会に関しては、最初にちゃんとした情報をもつことがいかに大事であるかということを訴えていきたいと思います」

また、善本さんは、がん患者に伝えたい大事なことがいくつかあるそうです。

「まず、がん患者は笑ってほしいのです。笑いは心のストレッチになります。自分の笑った写真を部屋に飾り、それを越えた笑顔があればまた部屋に飾る。そうすると心に柔軟性がでてきて、人が寄ってくるし、助けたくなるようになります。また、がん患者は情報なしに行動を起こして、その後悪い結果が出たのを見て、こんなはずじゃなかったと思うことが往々にしてあります。そうならないためには、まずがん治療のガイドラインを見てください。それが最低ラインで、自分がどのガイドラインに入っているかを知ることが大切です。ところが、多くのがん患者は、切ったら治ると思っている。それは間違いで、切ったらそれがスタートになります。残念ながら、がん患者の現状は、治療や検査の選択肢が少ないのです。だから、私の持っている多くの選択肢をお見せして、本人が納得して選んでもらうことが大切だと考えています」

「スマイルガール」のこうした活動は、がん患者にとって非常に本質的で必要な活動をやっている、と私は感じました。

善本さんが大切にしていることは、もちろん病気がよくなることです。でも、それ以上に大事なのが心が救われることです。たとえ長生きをしても、心が死んで肉体の死を迎えることが最大の不幸であり、たとえ病気で若くして死ぬにせよ、心が救われて死を迎えるのが、幸せに生きたことになります。

幸せな死に方と幸せな生き方は同じだと思います。がんなどの病気になると、死を意識するので濃密な人生になり、生き方を考えるようになります。

善本さんによると、人は陰陽を常にもっており、幸福と不幸は裏表一体です。がんになっても、そこから心を切り替え、幸せに向かうことが大事とのことです。彼女は元々お寺の娘さんなので、仏教の輪廻転生を信じていましたが、病気になってからは、来世はどうであれ、そんなことよりもこの世でやりきることが大切だと思うようになりました。人として魂のレベルを上げることを考えるようになったわけです。

この世でやりきるにはどうすればいいか。生命の誕生は泣きながら生まれる、つまり苦しみから始まりますが、そこから生き抜いて喜びに満ちて死ぬことが、この世でやりきることにつながります。その喜びを感じるために、彼女はがんになったといっても過言ではないでしょう。

善本さんによると、その境地に至るのに二つのポイントがあるといいます。

一つ目のポイントは、がんになった自分の身体を愛することです。自分の現状を受け入れるには、自分を愛することがなにより大事なのだということです。彼女は子供の頃からその考えを頭では知ってはいましたが、がんになってそれが本当の意味で腑におちたそうです。

二つ目のポイントは、感謝することです。日々感謝して、毎日祈って終わることが大事だと言います。善本さんはそれを先入れ感謝と言っています。先入れ感謝とは、先に感謝するということ。がんの闘病中も、朝目が覚めてありがとう、助かってありがとう、と未来に向けて感謝したそうです。

神社に行くときも、頼みごとをするのではなく、現状に感謝します。できれば感謝の祈りは、本人だけでなく、ご家族にお願いして、家族からの祈りも含めて神仏に働きかけてもらうことが肝要だと、患者会で患者の家族にも話しているそうです。

もちろん、愛と感謝に満ちた心境に到達し、魂のレベルを高くしても、早く亡くなる人はいらっしゃいます。しかし、たとえ早く亡くなられても、当たり前と思っていたことが幸福だと感じ、満足して死を迎えることが大事なことではないでしょうか。

善本さんに学ぶ凛とした生き方

レベルの高い女性性脳を持っている人は、別の表現をすると凛とした生き方をしている人といってもいいのではないでしょうか。

凛として生きるという言葉は、その人のあり方を表現しており、そのたたずまい、言動を見れば感じるものです。そういう意味では、この本で何万語ついやすより、実際善本さんのような人に会って感じてもらうほうが伝わるのかもしれません。

左脳は現実を言葉で定着するわけですが、言葉に定着した時点で、現実そのものに対応する右脳よりは問題解決能力は下になります。

しかし、言葉は現実におよばないとしても、周囲の人や社会に普遍的に伝えて広げるには必要なものです。医療でいうと、標準治療が全国の医療を底上げしたように、本書で凛とした生き方を言葉で解析することは、日本人の生き方を底上げし、ストレスに強くなることに役立つはずだと思います。

では、凛として生きるためとは、言葉にするとどんなものになるでしょうか。それは「生命力」だと思います。

善本さんが、何がなんでも生きたいと考え、がんも含めた自分を愛し抜き、生命力の限り病気と闘ったことは、まるで植物が自然の厳しさに耐えながら生命力を燃焼しきっている姿に通じると思います。人間も生物ですから、善本さんの生き方は、生物として一番本質的な生き方をしていると感じます。それは、たとえば私たちが野に咲く名もない花を見て、凛として生きていると感じるのと似ているのかもしれません。

いまの社会では、さまざまな情報が飛び交い、何かにとらわれて生きている人たちがあふれています。何かにとらわれたまま生きていては、生命を燃焼しきって生きるということにはつながらないと思います。

病気というのは、平和で死を身近に感じなくなった私たちに、生物としての命を気づかせてもらえる究極の出来事といってもいいでしょう。善本さんは、がんになってよかったとしみじみと述懐していますが、がんになって初めて自分の生命力を燃焼できるようになった充実感を感じているのではないでしょうか。それこそが、凛として生きていると感じる本質かもしれません。

善本さんは、病気を克服することで学んだ生き方について語ってくれました。

「凛として生きるには、自分を愛することから始まると思います。自分を好きでない人は、人も愛せません。自分を愛するためには、強さと優しさの両方をもっている必要があります。自分を愛するために何が必要かを考えると、おのずと物事に対するちゃんとした判断力につきます。たとえば、病気になると本当に苦しいですが、苦しいのも生きている証と思えるようになるのも、自分を愛しているからこそ、そういう考え方もできるようになるのだと思います。残念ながら近ごろは、本当の意味で自分を愛していない人が多いように感じます。病気になったときに、私のところへ医学書をもってきて、今後どうしたらいいか尋ねる人がいますが、現実を見ようとしない人、医療ばかり見て、自分から医者の心を動かさない人が多いのが残念です。槍を持って男性的に病気と闘うと、往々にしてどこかで折れて負けてしまいます。盾を持って守りながら闘うほうがいいと私は思います。守りが弱いと負ける、いってみれば女性性がないと、病気は治らない。女性的な感覚がない人は、女性的な生命力が落ちて症状が悪くなる人が多いようにも思います。そして、自分を愛することは、突き詰めていうと自分と自分の置かれた状況をそのまま受け入れることです。

このことは若いころから頭では知ってはいたのですが、病気になってから初めて分かったように感じます。知ることと分かることは別だから、ちゃんと分からなければ行動に移してもだめで、自分を本当に分かることが大事です。私は、病気になってから、人の思考、感情、行動などが深く理解できるようになったように思います。私は死ぬまで自分を愛して、死ぬまで自分を向上させるつもりです」

星子尚美さん

プロフィール

星子クリニック院長。医学博士。全人的医療を目指した自由診療のみの代替医療のクリニックを東京都港区高輪に開業。東京女子医科大学医学部卒業、熊本大学医学部大学院修了。内科医、放射線専門医、日本臨床抗老化医学会認定医、産業医、健康スポーツ医、高濃度ビタミンC点滴及びキレーション療法専門医、メディカルアロマ専門医などの幅広い資格を取得。二〇一四年、予防医学に貢献した等により東久邇宮国際文化褒賞授賞。

日本医学放射線学会会員、日本東洋医学会会員、日本総合健診医学会会員、日本消化器集団検診学会会員、東洋伝承医学研究会会員、日本統合医療会員、日本アーユルヴェーダー会会員、サイマティックスセラピスト、日本代替医療学会会員、アロマテラピスト、日本臨床抗医学会会員、高濃度ビタミンC点滴（マスターズ会員）専門医、キレーション専門医、国際オーソモレキュラー学会員、健康医療医学会副理事、ALKOアンチエージング会理事、支援の森理事、ゲノム学会員等の学会に所属。

著書『腸を元気にすると人生が変わる』社会評論社、『コップ1杯で人生が変わる！ こうじ水で体すっきり！ずっと健康！』宝島社、ほか多数。

出会い

二〇一八年一〇月に「第一一回　命輝く医療とは－シンポジウム－ホリスティックケアを取り入れたこれからの医療を考える」という学会のシンポジウムに私と星子さんが招待され、そこで彼女の医療に対する姿勢をお伺いして非常に共感しました。そして、彼女の医療に対する取り組み方の転機となったのが、星子さんが乳がんになったことだとお聞きして、是非ともそのあたりをインタビューしたいと思ったのがきっかけでした。お話を直接お伺いし、彼女の著書を読むことで、医者として私と同じ方向を目指していることを感じました。

星子さんの病歴（乳がん）

星子さんは、子供のころに大けがをした経験がありました。

小学校五年の体育の授業中に、跳び箱を跳んだあとに転倒して頸椎損傷になり、手足が動かず言葉もでなくなり、意識のみあるといった状態になりました。

星子さんは医者一家の出身で、整形外科医の父とおじがいました。彼らが相談した結果、手術では治りそうもないので、自然治癒力にかけることになりました。そのとき彼女は、不思議なことに深刻にはならず、いずれ治ると感じていたようです。そして彼女の予想通り、半年後に動けるようになり、装具をつけて学校に行けるまでになりました。一年後にほぼ治癒しましたが、やはり大けがだったせいか痛みが襲ってくることがありました。痛みのたびにステロイドを服用したので、長い間免疫力が落ちた状態であったことが、がんになった一つの要因となりました。

星子さんは五〇歳のときにがんになりました。両方の乳房に乳がんがあり、すでにリンパ節にも転移していました（ステージⅡB）。静岡がんセンターで検査し、診断されましたが、標準治療である抗がん剤、放射線治療をしたくなかったので、聖路加病院の知り合いのドクターのところに行き、手術のみ受けました。その後、食餌療法で治そうとゲルソン療法をやりました。

ゲルソン療法とは、ドイツの医学博士マックス・ゲルソンが開発した食餌療法で、欧米ではがんの予防や治癒、再発防止の食餌療法としてよく知られた療法です。しかし、この療法を続けた結果、一〇キロやせふらふらになり、やめざるをえませんでした。そこで、星子さんは食餌療法を徹底的に独学で研究し、自分に合うやり方をみつけて、乳がんを治すことができたそうです。

がんになった最大の原因は、ご主人との人間関係によるストレスだったといいます。星子さんから見ると夫は正反対の人間で、意見が合わなかったのを、無理やり自分を押し殺して、夫のやりたいことをすべて後押しするように頑張り続けたそうです。星子さんは、自分の母親もそうだったので、それがいいと思っていたのですが、次第にうつ状態になり、毎日泣いていたといいます。

乳房にしこりができたとき、自分でもがんじゃないかと思っていましたが、夫との問題、父親や叔父の死が重なり、自分のことを考えている暇がありませんでした。その上、診療は二四時間体制で、具合の悪い患者さんを診療・治療しており、慢性的な睡眠不足が続いていました。しかし、多くの不幸と疲労が重なり、自分ががんだと分かったときに、星子さんは今までの生き方が間違っていた、この世にきた役割を果たしていなかったと初めて気づきました。どん底に落ちたとき、自分は今が一番下で、あとは這いあがるしかないと勇気がでてきたそうです。

日本女性はそういう復元力の強いところがあります。またそういう気持ちでないと、病気はよくならないものです。

特に星子さんは、子供のころから霊的な感覚が強い人で、それも人生の気づきに大きく関わっていたようです。また、星子さんは子供のころから人と違う考えをもっていて、周囲に対してなんとなく疎外感を感じていました。

がんになってから、自分の人生を納得して歩み始めたときに、さまざまなスピリチュアルな人と出会ったり、メッセージが神からくるようになったといいます。たとえば、宮古島の竜神祭でめったに出現しない海蛇から歓迎され、いままでがまんしたのだから、これからは自分の人生を歩むように、という神からのメッセージを受け取りました。

がんにならなかったら、一生そういうことに気づけなかったと彼女は思っています。がんになって、離婚も含めすべて変えて、やっとゆっくり眠れるようになり、本来の自分を取り戻したそうです。星子さんは、自分のやってきた統合医療によってがんが治ったいま自分が経験しているからこそ、自信をもって患者さんに伝えられることがいっぱいあるといいます。

がんになり、それを克服した人は、自分のがんから学んだことを、ほかの人に伝える義務があると彼女は考えています。

星子さんが取り組んできた代替医療の道

星子さんは、子供のころから人のためになることをなにかやりたい、とずっと考えてきました。それはやはり、子供時代の半身不随になりかかった経験が大きかったようです。半年間寝ていたときに、人に役立つ仕事はなんなのかと真剣に考えました。

彼女の家系はほとんどが医者であり、幼いころから医者の偉人伝を読み、身を粉にして患者さんのために働く父の背中を見て、小学生のときからずっと人の役に立つことができる医者になりたいと思っていました。

そのような考えをもった星子さんは、熊本大学の放射線科に入ったのですが、がんの三大治療、つまり手術療法、化学療法、放射線療法をやっても、結局ほとんどのがん患者が死んでいくのを見て、なんのために医者になったのか、これでは人殺しじゃないかと悩み、落ち込む日々でした。だんだんと医者を続けることに耐えられなくなり、自分の受け持ちのがん患者で三人目が亡くなられたときに、星子さんは医者を辞めようと思い、仕事を休んで自宅に引きこもってしまいました。

ところが、その三人目の患者は宮崎からきていた肺がんのおじいさんで、その息子さんが父親の遺書を渡しに、わざわざ星子さんの自宅まで訪ねてきました。

遺書には、「ありがとうございました。先生に最期を受けもっていただいてよかった。どうか立派な医師になってください。感謝。これ以上は書けません」と、最後の力を振り絞って書いてありました。

その手紙で星子さんの魂は救われました。医者を辞めるのを思いとどまり、がん治療の方向性を変えようと決意しました。そして医師の仕事に戻り、放射線科の学位と専門医の資格を取得し、西洋医療をしっかり学んだ後に、代替医療の道に進むことになりました。

熊本大学の放射線科で研修医として学んでいたときに、放射線科の助教授が末期がんになり、星子さんに「自分の主治医となって、今できる現代医療のあらゆる治療を施してみなさい。その中でこれはいいと思ったら教えてあげるから」と言われました。

彼女はまだ駆け出しの医者だったので、一度は断りました。ところが、その助教授は「純粋な気持ちで治療をしてくれる医者でないとダメだ。責任は僕がとるから心配しないでいい。君がいいという治療をしてくれ」と言ってくれたので、大変な重責を感じましたが覚悟を決めて受け持ちになりました。

そこで、星子さんは現代医療の最先端のことを必死で探してきては治療を試みましたが、結局病勢の進行を止めることはできず、現代医療の無力さを痛感しました。彼は最後に「血圧が下がりだしてもなにもするな、自然に逝くから」と言い残し、微笑んで亡くなったそうです。

その助教授は、星子さんの医者としての誠意を感じ、また自分の病気を通して、彼女に現代医療とはどの程度のものであるかを伝えることができて、満足して亡くなられたのでしょう。

星子さんは西洋医療を学んだ後、自ら鍼灸等のさまざまな代替医療を学びました。彼女は医療に関しては、なにがなんでも自分がいいと思うものを追求したくなるタイプのようです。

それから波動医学に興味を持ち、その中で水が大切だということで、水をきれいにして使う医療を学びました。今はやりの水素水も、二〇年前から取り入れています。

星子さんは結婚後、故郷の熊本を離れ静岡県の三島市で、内科医として医療に携わることになりました。ところが、そこで開業してすぐに熊本にいる父親が肝がんになり、余命一年と宣告されました。父親は外科医でしたが、手術、放射線、化学療法も希望せず、彼女が勧めた代替医療のみを実施し、五年ほど元気に暮らした後、痛みも訴えず穏やかに亡くなられました。星子さんにとって、西洋医療をせずに代替医療でよかったと感じた出来事でした。

そして、代替医療の大切さは、ご自身ががんになってさらに思いが強くなったといいます。

代替医療は身体にいいものを使う医療です。星子さんの考えは、治療に関しては身体にいいものを使い、身体を傷つけずに治すのが一番いい。だから、薬を病気の急性期で服用するのはいいけれど、毎日飲む必要はない。特に化学療法は、身体がぼろぼろになって死んでしまうので、極力避けた方がいい――という考え方です。日本人はとにかく薬の飲みすぎであり、特に抗精神薬を飲みすぎなのは、大きな問題だと感じています。

星子さんはがんになってからは、精神面でも変化がありました。それまでは、がんの人の気持ちが分かっていたつもりでしたが、実は本当のところは分かっていなかった、がんになって初めてがん患者の気持ちがよく分かるようになったと言います。

がんになったことを周りのせいにしたり、投げやりになると、とても治るまでには行き着きません。周りの人に感謝したり、生きている自分の役割に気づくと、治癒につながります。今をきちんと生きることが大事だ、とがんは気づかせてくれるのです。

星子さんが、今一番大事だと感じているのは予防医療です。予防医療をして、健康で天寿を全うすることが人間にとってなにより大事なことです。中でも、特に食が重要だと考えているそうです。

今後は予防医療をして、子供が安心して住める環境をつくりたいと思っています。そこで星子さんは、学校医として小学校五、六年生に身体にいい食の話を教えてきました。子供は大人と違って話への反応がよく、お礼の手紙をたくさんもらったそうです。その功績に対して、星子さんは平成二六年に東久邇宮国際文化褒賞を授与されました。

食に関しては、病気をしてから自分で体験してみてさまざまな気づきがありました。がんになり、野菜ジュースを大量に摂るゲルソン療法をやったときは、逆に具合が悪くなりました。ゲルソン療法は、塩、大豆を使わず、大量の野菜を摂るので身体が冷えます。外国人には合うのかもしれませんが、日本人、特に漢方理論でいう陰の体質の人には合いません。

食餌療法は、体質によって全く変わることが分かりました。たとえば、今はやりのマクロビのみやると、早死にする人もいます。玄米も胃に負担があり、酵素玄米のような胃に負担のないものがおすすめだと彼女は考えています。

魂について思うこと

ＷＨＯは、最近、健康を次のように定義しています。

「健康とは、身体的・精神的・霊的・社会的に完全に良好な動的状態であり、単に病気あるいは虚弱でないことではない」

以前の定義では霊的なことにはふれておらず、時代は魂というものを重視する方向に変わっていることを私は感じます。

星子さんは、患者さんを見ていて、金を含めて物質に執着する人は結局健康を害するようになるといいます。金は人間がつくったもので、死んだら金は持っていけない、魂しか持っていけないのに、それに執着するのが問題だというのです。

このことを脳からいうと、金などの物質に執着する人は、扁桃体や報酬系が活性化しやすい人といえるでしょう。つまり、金が儲かると報酬系が活性化して喜びますが、損をすると扁桃体が活性化して強いストレスを感じ、その結果、血流が落ちて病気になるのでしょう。

結局医療はいい死に方をするためにあると、星子さんは思っています。

そのためには、自分の魂が喜ぶことをやることが本質なのですが、その境地に行き着くのは簡単なことではありません。自分でさまざまなことを経験し、自分の魂をみがいて、初めて自分の魂のことが分かってくるものです。

星子さんは、魂の目指すものは真実の愛だと言います。それは、すべての人がつながっているということで、すべての人を自分の親か子供かと思う博愛までいかないと、真実の愛とはいえません。

星子さんは、患者をみると魂のレベルが分かるそうです。魂のレベルが良くも悪くもないグレーゾーンの人をどうやって引き上げるかが、これからの課題だと考えています。

魂のレベルを上げるには、地位や名誉を追求するのではなく、みんなの幸せを願うことです。かつての日本人はそれができていました。しかし、特に今の欧米では、お金に執着して行き詰まっているように見えます。

日本人が魂をみがく生き方をすることで世界の範になること、それがこれからの時代にとって大事だと星子さんは考えています。

照井理奈さん

プロフィール

神奈川県横浜市出身。ホリスティックセルフケアサロン「ユリシスボーテ」主宰。日本美セルフケアコンシェルジュ協会代表理事、新医学研究会理事、生活習慣病予防指導士、ダイエット指導士、メタトロン食改善指導士。

高校卒業後留学のため渡米。帰国後はモデル、ナレーターとして活動後、外資系製薬会社に勤務し結婚。自分自身と二人の子供のアトピー性皮膚炎を自力で改善した経験から、食の大切さを痛感する。その後、ファスティングアドバイザー、生活習慣病予防指導士、分子栄養学ダイエット指導士、九星氣学食、マクロビオティック、ベジマイスターなど多くの食分野を学ぶ。また、自力整体、『美ボディウォーキング』など、美容と健康の講師として、企業やカルチャースクール等で指導している。現在、船瀬俊介氏が理事を務めるプロジェクト「1DAYファスティング講座」の監修とメイン講師も務める。

著書　『らくわく！　1DAYファスティング』ヴォイス　照井理奈著 船瀬俊介・白鳥一彦 監修

出会い

私の著書を数冊出していただいている出版社「かざひの文庫」の磐崎社長が開いている「日本の古代文字であるヲシテ文字の研究会」で、食への造詣が深い照井さんを知りました。その後、私の主催している篠浦塾にもプラスになるのではないかということで、照井さんとお会いすることになりました。

照井さんの病歴（アトピー性皮膚炎）

照井さんは、子供のころからアトピーがありました。幼少期に卵アレルギーなどがあり、乳児湿疹、蕁麻疹などのかゆみが出やすく、ステロイド剤などの軟膏を常時塗布していました。中学生のときに父親を悪性リンパ腫で亡くし、今思えばそれが健康に興味をもつベースになったそうです。食事に関しては、二〇代まで全く気をつけていませんでした。高校を卒業後、米国に留学し、その後は秘書としてロサンゼルスで就職しました。

二三歳のときに卵巣嚢腫と診断され、横浜の国際親善病院で部分摘出手術を行いました。そのころの食生活は、アメリカ式で非常に悪かったそうです。

そして、祖母の病気を契機に帰国し、二年間モデルの仕事をしました。

二四歳のときに、突然、首から上の顔や頭皮がアトピー性皮膚炎になりました。ステロイド剤でなんとか抑え、一カ月で症状はおさまりました。照井さんはこの皮膚炎のことと、男性社員の好みで仕事が決まるモデルの仕事にも嫌気がさし、モデルをやめて外資系製薬会社に勤務し、その後結婚しました。

二八歳のときに長男を出産しました。その長男も、自分同様に乳児性湿疹から全身アトピー性皮膚炎になりました。副作用を怖れてステロイド剤を長男には使用せず、生後四カ月で完治しました。その際にやったことは、タンポポの根とよもぎと塩のローションで表皮の殺菌をしたことと、ミンク・馬油を塗布して保温したこと。これらが功を奏しました。

二九歳のとき、照井さんの首、顔、頭皮、手など見えるところすべてにアトピー性皮膚炎が再発しました。このときは、約一年かけて、アルカリイオン水ににがり（Mg）を入れたものを毎日一リットル飲み、皮膚には息子と同じものを塗布し、病院に行かずに自力で治しました。

三三歳で長女を出産しました。長女も同じく、乳児性湿疹から全身アトピー性皮膚炎になりました。長男よりも重症で、浸出液が出るほどでした。長男と同じ処置をし、六カ月かけて普通の皮膚の状態に近づき、九カ月ごろには保湿のみで正常な状態が保てるようになりました。現在長女は一四歳ですが、それ以降一度も再発はないとのことです。

三七歳のとき、結婚生活のストレスのせいか、肩こりや腰痛、倦怠感などで常に不調を感じていました。突然目の上がかゆみとともに腫れ、顔が吹き出物でいっぱいになり、同時にPMS（月経前症候群）もひどくなりました。産婦人科に行き、抗うつ剤を処方されましたが、抵抗があり飲まずに耐えました。半年間皮膚科を巡りましたが、外用薬の治療のみで、治ることはありませんでした。ぶつぶつができた自分の顔を見せないように、下を向いて歩くような日々を送っていました。

そのころたまたま韓国に行くことになり、京東市場の漢方医の内診により、小麦粉のアレルギーでリーキーガット（腸管壁浸漏）を起こしていると診断されました。食指導でパン、麺など小麦粉を三カ月断ったところ、吹き出物がすべて消え、肩こりや腰痛などの不定愁訴もなくなり、ＰＭＳも感じなくなり、体重が自然に三キロ落ちました。このときから、疲れ知らずで元気な身体になりました。この経験から食の大切さに目覚め、ファスティング（美容のためのダイエットの指導もしていましたが、美容も健康でないと意味がないことから、健康のためのファスティングとしました）、食改善、生活改善などを指導するようになりました。このときは結婚していたこともあり、腰かけ程度の仕事と思われ、男性からセクハラのような目にもあったそうです。

四二歳のときに離婚、そのストレスからか、三カ月ほど飲酒や食事のコントロールが出来ず、卵巣が肥大していることが判明しました。そこで覚悟を決めて、食を中心に自分のやるべき仕事に取り組みはじめました。メタトロン（全身の波動を測定する装置）で食性を調べ、最も合わない乳製品と小麦、砂糖をいっさい断ち、ジェイソンウィンターズティー（ハーブ茶の一種）二パック分を一リットル飲み、ファスティング三日間を二回行い、二カ月後に卵巣が正常の大きさに戻りました。その後、常に生活習慣や食事に気を配る必要があると考えるようになり、現在に至っています。

このように、アトピーは食と大きく関わっていますが、それがストレスのたびに悪化しているのも事実です。照井さんによると、結婚後にアトピーになったのは、自分の気が弱かったせいであり、夫に対して言いたいことを口に出せずに、私を責めないで、私をかわいがってと病気でアピールしようとしていたことが潜在意識にあったのではないかと、今は考えているそうです。

いずれにしても、アトピーはがんのように致命的な病気ではありません。しかし、アトピーを患うと、自分の外見を気にして外に出なくなり、家にこもりがちになります。気持ちがどんどん暗くなり、生きていく意欲がそがれ、生き地獄のような強いストレスを感じる病気といってもいいでしょう。照井さんはその苦しさを乗り越えることで、人としての大きな成長につながっていったのだと思います。

食と身体をテーマにさまざまな資格を取得

照井さんは現在、食と身体の観点から、健康の維持や病気の改善に取り組んでいます。日本美セルフケアコンシェルジュ協会代表理事、新医学研究会理事など、食や身体に関するさまざまな団体で活躍しながら、その分野での勉強を通して、実践に役立つ資格（ファスティングアドバイザー、生活習慣病予防指導士、分子栄養学ダイエット指導士）を取得しています。

食に関しては、マクロビオティック、ベジマイスターなど多くの食分野を学び、さらにダイエットを通して、リンパや東洋医学の経絡を学び、耳ツボや顔ツボへの刺激による自律神経の調律や身体の巡りアップ、小顔リフトアップの指導者となりました。最近では妊活が必要な方が多いことから、妊活マイスターとして食や生活のアドバイスも行っています。

また、モデル時代よりウォーキングを指導し、歩くだけで自然に健康な美ボディをつくり、運気もアップする『美ボディウォーキング』メソッドなどを指導。美容と健康の講師として企業やカルチャースクール等で活動しています。現在は、ジャーナリスト船瀬俊介氏が理事を務めるプロジェクト「1DAYファスティング講座」の講座監修とメイン講師も務めています。

また、ホリスティックセルフケアサロン「ユリシスボーテ」の主宰をしています。このサロンでは、主にロシア製の波動測定器メタトロンを使用し、身体のバランスをチェックしながら不調や未病ケアの食改善をはじめ、摂食障害、ダイエット、妊活、ファスティングなどの個人セッションを行うそうです。

メタトロンとは、ロシアの宇宙飛行士の健康管理のために開発された医療機器の一つ。身体の各臓器にはベストの周波数があり、この機械は身体の八〇〇カ所の部位の周波数を測定可能ということです。臓器の周波数が悪ければ、自然治癒力を促進させるように調整したり、食、サプリ、パワーストーンなどがその人に合うか合わないかが分かるようになっています。

たとえば食でいえば、肉はあまり食べ過ぎないほうがいいというのが原則ではありますが、ある程度必要な人もおり、メタトロンでそのあたりを数字で示すことができるといいます。こういう波動的なものの測定が、単なる感覚ではなくて数字で出ることで、測定した本人に伝わりやすく納得しやすい点がこの機械の特徴といえるでしょう。

心・身体・魂のバランスを整える

照井さんによると、真の健康とは、心・身体・魂の三位一体のバランスが整っていることだと言います。

その三つのうち、身体は食べ物と思考（心）によってつくられているので、まずどんなものを食べたらよいのかということから調整します。そのためには、前出のメタトロンを使っての身体の健康チェックを最初に行います。照井さんの経験では、多くの人でいちばん問題があるのは消化器系だといいます。測定した結果、特に最近注目されている腸の悪い人が多くいるようです。

なぜ多くの現代人の腸が悪くなっているかといえば、身体に悪いとされている加工品、添加物、砂糖や小麦粉、乳製品などの過剰摂取と過食がその大きな原因です。照井さんの場合もそのためアトピーになったわけで、それを腸が悪くなることの弊害を身をもって経験したことになります。

どうすれば腸をよくすることができるのか、照井さんによると腸を治療するには、足し算をするより引き算で調整するほうが、治りが早くなるとのことです。

腸を風呂にたとえると、人が入った後の風呂にお湯をいくら足してもきれいにはなりません。一旦お湯を全部抜いて浴槽を掃除してからでないと、きれいなお湯にはなりません。人の腸もそれと同じで、足し算、たとえば身体にいいといわれているサプリをたくさん摂るよりは、引き算をするほうがきれいな腸にするには効果的なのだといいます。その点では、少食やファスティングという方法は、腸をきれいにすることに大きく貢献できる方法になります。

照井さんは、食の指導の中で特にファスティングを推奨しており、最近、簡単にできる短期間のファスティング『らくわく！1DAYファスティング』を上梓しました。ファスティングによるメリットはたくさんありますが、大きな目的としては、働きっぱなしの内臓を休めて身体の毒の排出を促し、自己治癒力を高めることです。また、食べない選択をすることで、食べることに感謝ができるようになったり、なにを食べたら調子が悪いかが分かるようになり、自分自身に適した食を知るきっかけとなるといいます。

ファスティングとは、人間の三大欲の一つである食欲を抑えることです。脳科学的にいうと、食べないというストレスで、視床下部、つまり自分をいちばん最適な状態にもっていく中枢が活性化され、なにを食べればいいのかの感覚が研ぎすまされるようになります。照井さんによると、新月になるとデトックスする力が強くなるので、その時期がファスティングにいいとのことです。

照井さん自身も、しばしば普通に仕事をしながら、ファスティングを九日間もやることがあるといいます。その結果感覚が鋭くなり、周囲の人間のもっている気配や本質が見え、その人が信用できるかどうかが直感的に分かるようになったとのことです。また、食欲という大きな欲を乗り越えることで、さまざまな自己中心的な欲望がなくなり、ほかの人の役に立てれば十分だという気持ちになってきたといいます。

ファスティングや少食で引き算が出来たら、次は足し算になります。照井さんは、食べることは食べ物のたんなる栄養素だけではなく、食べ物のもっているエネルギーをいただくことだと考えています。身土不二、一物全体、陰陽調和の考え方を採用することで、栄養素の知識がなくてもバランスよく食べることができるといいます。これは、自分の生まれた土地の季節の旬のもの（身土不二）を、丸ごと食べる（一物全体）と、その食べ物に宿る気を身体に取り込むことができる（陰陽調和）ということで、その結果エネルギー張る身体になっていくという考え方です。

照井さんが伝えたい魂のレベルを上げる生き方

真の健康とは、心・身体・魂の三位一体のバランスが整っていることであると照井さんは考えています。三つの中に魂が入っているのは、照井さんが病気を克服する過程で、魂のレベルを上げる生き方が大事であると感じるようになったからです。

そのためには、ふだんの生活でなにを意識するかが重要になります。照井さんのように厳しい出来事（病気）がなくても、次の点に留意した日常生活を送れば、徐々に魂のレベルが上がっていくといいます。

●マイナス思考になったら、それをうち消す。
●人の悪口を言わない。悪口は自分に返ってくる。
●他の人とくらべない。くらべると相手を恨むことになる。相手ではなく、自分をみがくことにのみ集中する。
●物、人、お金を握りしめすぎない。執着を減らす。
●前記の四つができると感謝の気持ちがでてくる。
●身体、特に下半身を動かす。スピリチュアルな人（霊的な関心の高い人）は、早く向こうの世界（来世）に帰りたがる傾向があるので、足が地についていない人が多い。
●目の前のことをしっかりやる。
●食べ物（植物）と話しながら食事を摂る。
●自分自身と向き合い、自分の使命がなんなのかを常に問う。

このような魂のレベルを上げる生き方をすると、周囲の状況がどうであれ、ぶれることがないといいます。

照井さんが病気をして、魂のレベルを上げることが大事との考えに至ったのは、もともと子供のころから霊感が強かったことも関係しているようです。大人になって、いったん霊感は封印されたようですが、結婚で強いストレスを受けるにつれて霊感がよみがえってきたそうです。

そして、自分は夫に虐げられるために生まれたわけではない、自分の使命は違うと思うようになりました。使命とはなにか、いろいろ調べても分からないので、自分が動くと使命が分かるかもしれないと思い、社会の中で活動を始めました。さまざまな活動をするにつれて、レベルの高い霊に自分を合わせることができるようになり、いろいろな啓示が下りてくるようになったそうです。

たとえば、七年前に受けた霊的な啓示は次のようなものでした。彼女は、前世でまじめに生きているのに、権力者から誤解を受けて島流しにされたそうです。その島には人がいなかったので、虫とか鳥と接しているうちに、それらと意思疎通ができるようになり、どんなものを食べればいいのかが分かるようになりました。彼女はその島で食に関することをやりきったので、その知識をみんなに役立てるために、現世に戻ってきたとのことです。

島流しにあい、人がいなくて言葉のない島で生き残るために、周囲との関係性つまり右脳的な世界が中心になりました。そうした啓示もあって、食は単なる栄養素ではなく、生命つまりエネルギーを食べることであるといった本質に気づくきっかけになったようです。そのためか、照井さんは現場での直感を信じており、個々のクライアントに対しても、メタトロンを使いながら、どんどん食に関する適切な指導が浮かんでくるといいます。

私は照井さんのお話から、彼女が病気のストレスを乗り越え、食という自分の天命を果たす仕事に本腰を入れはじめたことで、若いころよりも凛として生きられるようになったのではないかと感じます。

その照井さんにとって、凛として生きるとはどういうことなのか、と尋ねました。

彼女の答えは「公に生きること、自分のやっていることに見返りを求めないこと」が大事だということでした。

これは、かつての日本の母親の生き方に通じるものであり、脳からみるとレベルの高い女性性脳を使って、世の中に貢献しようとしていることだと思います。それが照井さんの魂のレベルを上げる生き方につながっているのではないでしょうか。

児玉陽子さん

プロフィール

元松井病院食養内科顧問。現在は、家庭における食生活の大切さを伝えるために、食事指導や講演会等で多忙な毎日を送っている。

一八歳で皮膚病、二三歳で結核を患い、日野式食養法を実践し、食養を習得した。一九六九年、河野臨床医学研究所付属北品川総合病院で食養指導を開始。内科医の日野厚博士と共に、わが国で初めて一般病院である松井病院に食養内科を創設。以後約四〇年にわたって、二万人以上の患者の食生活指導にあたる。

著書『臨床栄養と食事改善指導』『アレルギーにならないための離乳食』松井病院食養内科医療グループ共著（緑書房）。

出会い

私は以前、正しい食養を日本全体に広めることを目的とした「日本総合医学会」という組織に招かれ、講演をする機会がありました。そのご縁で、病院で六〇年間食養にたずさわり、日本の食養に誰よりも通暁している第一人者ということで、児玉陽子さんを紹介されました。児玉さんは八〇歳を超えられていますが、頭脳は明晰、歩くのも早く、お酒も強いという、かくしゃくとした方です。ご自分の生きる姿でもって、自身が提唱する食や運動の考え方、生き方が正しいことを証明しているのではないかと思います。

児玉さんの病歴（皮膚病・結核）

児玉さんの父のおじが材木店をやっており、その支店が台湾にあったので、児玉さんは兄八人の末っ子として台湾で生まれました。

終戦後、実家のある宮崎県の都城市に移りました。都城は、武家の名門である島津家の出身地であり、冬でも霜柱をはだしで踏んで鍛えるような、武士の気風がその当時はありました。

児玉さんは、玉突き台が二つもあるような大きな家に住んでいて、男兄弟が多かったせいか毎晩多くの客が遊びに来ては泊まっていました。そこで唯一の女の子としてかわいがられて育ったそうです。

兄弟はスポーツマンが多く、長男、次男、三男がそれぞれ剣道、ラグビー、サッカーをやっていました。長男は天覧試合に出たこともあるほどの腕前だったとか。スポーツマンばかりの家庭の食事は肉が中心でした。ところが末の妹である児玉さんは、兄たちと違ってもともと内臓が弱く、果物などが好きだったので、食事にはそのころから苦労したといいます。

長男は東京で働いていたときに結核になりました。彼の治療に付き添うために母親が上京することになりました。児玉さんはそのとき高校生。娘を田舎に一人置くわけにはいかないということで、児玉さんも母親について上京し、横浜の高校に転校しました。

横浜は都城と違い、水、空気、食事が悪く、児玉さんは小鰭《こはだ》を食べたのをきっかけに、アトピーを発症してしまいました。順天堂大学病院、慈恵医科大学、東京大学医学部付属病院など有名な病院で診てもらい、草津で温泉治療もしましたが、なにをしてもよくなることはありませんでした。

その後、児玉さんは断食道場で二木式食養をやりました。それは生野菜が中心の食養だったので、アトピーは劇的によくなったそうです。ところが、生野菜中心ということで身体が冷えたせいか、二三歳で吐血し、結核になってしまいました。

児玉さんは、結核の治療のため東邦医大大森病院の結核病棟に入院しました。そのときに結核病棟のトップで、その後彼女の師匠となる日野厚先生に出会い、結核の療養をするとともに、食養の大切さをはじめて日野先生から教わりました。

日野先生は、現代医療のみならず食養の研究にも取り組んでいて、断食等の民間療法にも詳しく、民間療法は現代医療と連携してこそ効果を発揮すると考えていました。

日野先生は児玉さんを診て、なぜ児玉さんに断食させたんだと怒ったそうです。なぜなら、野菜ばかり食べていた彼女は極端にやせており、断食をすることで免疫力が落ちやすい状況に陥っていたからです。

そこで日野先生は、彼女に対する食養をマクロビの創始者である桜沢先生の方式に換えました。その当時の桜沢式は、玄米を主食にし砂糖を使わず薄味で、たんぱく質は魚、豆腐で摂取し、野菜は根菜類中心で生野菜は食べないというやり方でした。今までやってきた二木式とは一八〇度違う食餌療法です。それをやることで児玉さんは元気になり、結核は治りました。ところが、今度は逆にアトピーが再発しました。つまり食餌が陰性に傾きすぎると結核になり、食餌が陽性に傾きすぎるとアトピーになったということになります。それから、食餌は中庸がいいと日野先生に教えられて、アトピーを治しました。

児玉さんは、この一年にも及ぶ東邦医大大森病院での入院中に、健康の大切さを痛感し、日野先生のご指導で健康関係の本を読みまくり、食や医療に対する哲学を学んだそうです。

日野先生は、医療従事者は根底に哲学がなかったら常にぐらつくので、医療に対する哲学が必要だと常々考えていました。

日野先生の食養にかける情熱に感動した児玉さんは、退院した次の日から日野先生のお手伝いをするようになり、秘書的な役割をして日野先生を助けました。

日野先生は、東邦医大の栄養科を説得して、玄米、魚、鶏肉を患者さんに出し、食養を実践していました。児玉さんは、その日野先生の食養を手伝ったわけですが、彼女の同僚によると、彼女は秘書として非常に優秀だったとのこと。日野先生について回診中も、日野先生から何か問われると、患者さんの名前や経過がすらすらでるほど、記憶力がよかったようです。

その後一九六三年に、日野先生とともに小田原女子短期大学栄養科学研究所の設立に参画しました。一九六九年から河野総合医学研究所、一九七八年から東京・大田区の松井病院で、日本初の食養内科を日野先生とともに始めました。

それから四〇年にわたり、児玉さんは二万人以上の患者の食生活指導に中心的な役割を果たしてきました。西洋医療もやっている総合病院の中で、食養で病気を治すということに関しては、彼女の右に出る人はいないといわれています。それくらいの豊富な経験を、彼女はそれぞれの病院で積んできました。児玉さん自身、若くしてアトピーや結核になって以来、食餌には細心の注意をはらっています。彼女にとって、自分に合わない食餌を摂るとすぐに調子が悪くなるので、どういう食餌をするかは死活問題だからです。

児玉さんが学び経験してきた食養の原則にそって食餌を摂るのは当然ですが、それぞれの食品に品質の違いがあるので、それを見分けるのに彼女は独特の方法をとっています。それは、食品をさわってみて、彼女の息が入るかどうかだそうです。すっと息が入ると感じるものは彼女に合うと考えるのです。

食品が自分に合うかどうかは、オーリングテストという方法があり、これは二人でやるものです。児玉さんは一人オーリングテストといって、お店の棚に並んでいる食品をさわり、息が入るように感じるかどうかで判断するという、自分一人でできる方法を用いています。

いくらいい食品といっても、万人に合うものは少なく、その食品との相性を、児玉さんは食品の波動を感じることで行っているようです。

おそらく児玉さんは波動を感じる能力が高い人なのでしょう。それは食品のみならず、目の前にいる人の魂のレベルが高いかどうかも、会ったときに感じるといいます。私も、彼女の語る人物評を聞いていて、その的確さに舌を巻いています。

日本の食養の歴史について

ここで、児玉さんが長年関わってきた日本の食養の歴史について、振り返ってみましょう。

日本で最初に、食で健康を保つことの重要性に気づいたのは、江戸時代の水野南北（一七六〇－一八三四）という観相師だといわれています。水野南北は、食は運命を左右するという「節食開運説」を唱えました。彼は、伊勢神宮の食の豊受の大神様の前で、人は少食であるべきであるという食の真理を悟ったといわれ、それ以来、観相の的中率が百発百中といってもいいくらいに上がったとされます。

明治になると、石塚左玄（一八五〇－一九〇九）という軍医が食の重要性を提唱しました。石塚左玄は医食同源としての食養を日本で初めて提唱した人です。彼が唱えた重要な食の原則は、次のようなものです。

まず「身土不二」。これは、最適な時節に採れる地元産食物を食べるべきということです。それから「陰陽調和論」。これは、食物も陰と陽のバランスをとるべきで、たとえば陽性のナトリウム（肉、卵、魚などの動物性食品）と陰性のカリウム（野菜、果物）のバランスのとれた食餌をすべきであるということです。また、「一物全体食」を提唱しました。これは、食品は野菜も魚も丸ごと食べることで、多種多様な栄養を摂取でき、陰陽のバランスがとれるということです。彼は一物全体食である玄米食を広めました。

次いで、日本の思想家であった桜沢如一（一八九三－一九六〇）が、石塚の食養理論の実践で健康を回復したため、彼の理論をもとにして、マクロビオティックという食養を通じた長寿法を確立しました。

その方法を紹介しますと、玄米を主食とし、主に豆類、野菜、海草類などから構成された食餌を、身土不二や一物全体食といった考え方をもとに摂取する、加えて正しい生活習慣に則って日々を送るというものです。マクロビオティックは、戦前戦後の食養に大きな足跡を残しました。彼の弟子には医師が多く、その一人が日野先生になります。

もう一人石塚左玄の流れを汲むのが、細菌学者・医師であった二木謙三（一八七三－一九六六）です。児玉さんのアトピーを最初に治したのが、二木式になります。彼女は二木謙三もよく知っていて、やさしくておとなしい先生だったそうです。

二木謙三は、自分が身体をこわして玄米・菜食をするようになりました。彼は、七、八粒のごはんをゆっくり食べるとか、一人前の食事を二人で分けるといった極端な少食家であり、そのせいか一〇〇歳くらいまで長生きしました。彼のやり方は、生野菜中心で根菜類や塩を使わないので、陽の体質の人には向きますが、ある意味マクロビオティックと真逆のところがありますので、闘争心が次第になくなるそうです。

別の食養として、西式健康法の創始者・西勝造（一八八四－一九五四）から、医師で断食療法の推進者・甲田光雄（一九二四－二〇〇八）への流れがあります。彼らは、朝食を摂らず、生野菜中心で運動を併用する方法を用いています。日野先生が医者になったときに、胃潰瘍で輸血をしてC型肝炎になり、甲田先生のところに断食に行ったことがあったそうです。

日野先生は公家の流れの方で、祖先が新島襄と一緒に同志社大学をつくりました。父は神学者でしたが、無教会を唱えたために焼き討ちに遭い、兄弟六人が亡くなったという苛烈な経験をしています。

日野先生は、姉がマクロビオティックで健康になったことから桜沢如一の指導を受けたのですが、姉の六人の子供の死で、マクロビオティックは陰性の体質には合うが、陽性の体質には合わないということに気づきました。

その当時のマクロビオティックは、塩分や油が多く、患者さんが甘いものを反動で食べるようになったり、性格が闘争的になり顔色悪くなっていくことがありました。それを見て、偏った食餌を長期間は摂らないようにして、中庸を目指すようになったそうです。つまり、日野先生の食養は、これまで紹介した桜沢、二木、甲田式をあわせ、豊富な臨床経験をもとに、中庸を目指すような方式といえます。

日野先生が最後に勤めた松井病院では、ほとんどの医者が、食餌で病気が改善することを知りませんでした。それで、日野先生は食養ガエルとからかわれたこともあったそうです。

しかし、がんの患者でも、食養をやると苦しまずに亡くなられるので、他の病棟でがんの患者をみていた看護師も、食養内科に入院することを勧めるまでになりました。

食養内科では、現代栄養学の基本は抑えながら、患者さんの病気や体質にあわせて玄米食、魚、大豆、海藻、野菜などを中心とした、日本の伝統食の長所を生かした献立を作成していました。食養内科を訪れる患者さんの多くは、一般病院では思うような病状の改善が認められなかったり、西洋医療だけでなく食養の治療も積極的に取り入れたいという方々でしたので、食に対する意識も高く、一生懸命食養に取り組まれていたそうです。

そのため、治療後何十年もたった今でも、児玉さんは患者さんとのおつきあいが続いていて、食餌についてよく相談を受けるそうです。しかし、松井病院では、肺が悪い患者に鯉こくまで出すほど、採算は度外視で治療したため赤字になり、そのせいか今は食養内科はなくなりました。

児玉さんは、病院が赤字を気にして経営しているようではだめだと考えています。もちろん無駄をなくす努力は必要ですが、医療は金儲けをするものではなく、金のある会社と一緒の経営にして、赤字覚悟でいいものをやるべきだというのです。そういう意味で、もう一度どこかの豊富な資金力をもつ病院で、食養内科が復活してほしいものです。

シニアのための健康食六カ条

児玉さんが長年の臨床経験に基づき提唱する「シニアのための健康食六カ条」を紹介します。

1　ゆっくりとよく噛んで食べる――一口三〇回くらい噛んで食べると、唾液がたくさん出て消化を助けます。唾液には抗菌作用があるため、細菌の増殖を抑えます。

2　食事は腹八分に――食べる量は、次の食事の約一時間前にお腹がすくくらいが目安。空腹感を味わうことが大切です。

3　毎日の食餌内容を記録する――食事内容を記録することで、野菜、穀類、豆類、海藻類がバランスよく摂れているか、チェックができます。

4　地元の旬の食材を選ぶ――特定の食材に偏らず、その土地で採れた新鮮な旬の食材を意識的に食べます。

5　白米に雑穀などを加えて――不足しがちなミネラル、ビタミン、食物繊維を摂るために、白米にキビ、粟などの雑穀を一、二割加えます。

6　良質のたんぱく質を摂る――一日摂取の目安は、最低でも女性が五〇グラム、男性は六〇グラム必要。それぞれのたんぱく質の目安を知ること（たとえば鮭の切り身一切れで一五グラム、トリの胸肉二分の一は三〇グラム）。

高齢者で元気な人は、自分もしくは家族がきちんと食餌を手づくりされている場合が多いそうです。高齢のため料理することが難しくなれば、簡単で毎日続けやすい食事を摂るように児玉さんはアドバイスしています。

たとえば、高齢者はミネラル不足になりやすいので、「ごはんにすりごまと青のりをかけて食べる」「焼きのりを一枚加える」「ちりめんじゃこを小松菜のおひたしにかける」といった工夫です。

また、野菜の煮物やけんちん汁を多めに作って、小分けしたものを冷蔵庫で保存し、食べるときに味噌や醤油で味付けをしたり、豚肉や豆腐を加えると、飽きずに食べることができます。

さらに、特殊なまくで魚を丸ごとろ過し、蛋白質を粉砕してペプチドにした「おいしいだし」（商品名）を、料理のだしや調味料、スープにすると、毎日手軽にタンパク質、カルシウムを摂ることができます。この「おいしいだし」は、アトピーの赤ちゃんの離乳食に最適であり、アトピーの赤ちゃんの離乳食を何にするかで苦労した児玉さんがこのだしに出会い、食品としてのよさを実感したとのことです。

自ら考案した「シニアのための健康食六カ条」の原則を守っている児玉さんは、八三歳の今が、人生でいちばん身体の調子がいいそうです。

児玉さんが人生から学び後輩に伝えたい生き方

児玉さんは、戦前に大家族の一員として生まれ、子供のころから両親の生き方を間近に見て、男女の役割の違いを自然と学びました。そして若くして結核とアトピーに苦しみ、長期入院して、食事の大切さを痛感し、小さな図書館が作れるほど多くの本を読みました。

病気になり、自分と向き合い、どういう生き方をするかを児玉さんは考え続けました。その若いころの厳しい体験から、自分の信念をつくりあげ、それをつらぬいて、なにものにも惑わされないようになったそうです。

その児玉さんが、戦前から戦後と時代の流れの中で、大きく生き方が変わってきた日本人を見て憂慮するのは、今の女性は本来あるべき母親の役割を果たしていないように見える、ということです。

児玉さんの持論では、女性の大きな役割は家を守ることだといいます。つまり子供に安心感を与え、家族全体の健康を、食も含めて守ることです。

ところが、今児玉さんが町を歩いていてよく見かけるのは、夜に高校生がハンバーガーショップにたむろしてハンバーガーを食べている風景です。これを見ると、残念ながら母親が子供にちゃんとした夕食を摂らせて、子供の健康を守るという大切な役割を果していないのではないかと心配になるといいます。そして、今後の日本はどうなるのだろうと暗澹たる思いにかられるそうです。

前述の石川真理子さんの著書『女子の武士道』でも、女性は大地であり、女性がだめになると日本がだめになると述べられています。児玉さんも、女性が家庭の中でしっかり役割を果たすことが、日本にとってはきわめて大事だと考えています。児玉さんの考えでは、むしろ男はほどほどでいい、家庭においてはあまり重要な存在ではないそうです。

もちろん、女性の社会進出が進んだ現代において、夫婦共働きやシングルマザーの家庭が増えていることも事実です。平成二九年には夫婦共働き世帯は専業主婦世帯の約二倍となっています（男女共同参画白書平成三〇年版より）。昔ながらの専業主婦のお母さんのいる家庭だけでなく、さまざまな家族の形態があり、夫婦の役割分担の意識も変化していることは認めざるを得ません。ただし、食を通して家族の健康を守る母親の役割の大きさというものは、昔も今も変わらないのではないでしょうか。

近ごろは簡単につくられたまがい物しか売られていないけれど、児玉さんは、本物の沢庵や梅干しの味を知っています。それを母親が家庭で手作りして家族の健康を守っていくような、日本のいい伝統をたやしたくないと考えています。

本物の味を子供に分からせないと、やがてジャンクフードがおいしいと感じるようなおかしな味覚をもつようになり、結果的に健康が損なわれることになります。その悪い流れは日本全体に蔓延しはじめており、最近の日本人の骨格は、戦前の人に比べて細くなり、昔は食養で治っていた病気が、今は治りにくくなっているとのことです。日本人全体が食をおろそかにするようになり、不健康になってきている兆しといっていいでしょう。

児玉さんは、八三歳とはとても思えないほど元気で頭の回転が速く、今も現役として食餌指導や講演をしている姿に接すると、私も彼女が今の日本に感じている問題点は、日本にとって早急に是正すべき重要なテーマであると感じます。

そして、食への問題提議とその解答を、彼女は自分の存在そのもので示しているようにも思います。レベルの高い女性性脳が日本社会を救うということを、今社会問題となっている認知症からもほど遠い、凛として生きている児玉さんの存在自体が証明しているのではないでしょうか。

レベルの高い女性性脳の人が数多くいた時代の伝統が途絶え、現在の日本の食環境は変容してしまいました。この日本をあるべき方向に向かわせるために、どこから手をつけていいのか分からないほど、混迷の状況であることを感じています。

その困難な命題を解くには、よき時代の人たちを肌で感じて育った児玉さんに学びながら、それに理解を示し賛同してくれる人たちが連携し、少しづつ自分の周りから変えていくしかないと私は考えています。

実際、そのために私は篠浦塾に彼女をお呼びして、皆で食や生き方を学んでいます。迂遠なように見えますが、学ぶことが唯一の方法です。

児玉さんは、おそらくレベルの高い女性性脳をあたり前の感覚として知っている最後の世代です。そんな児玉さんに接するご縁をいただいたことを私は感謝しています。

児玉さんの灯してくれた松明を、若い人たちにつなぐこと、それが我々の世代の重要な責務であると感じています。

鈴木秀子さん

プロフィール

東京大学大学院人文科学研究科博士課程修了。フランス、イタリアに留学。聖心女子大学教授（日本近代文学専攻）、ハワイ大学、スタンフォード大学客員教授を歴任。国際文学療法学会会長。文学博士。文学療法およびゲシュタルトセラピーの専門家。聖心会会員。一九七七年、不慮の事故により臨死体験をする。

著者『死にゆく者からの言葉』文春文庫、『9つの性格 エニアグラムで見つかる「本当の自分」と最良の人間関係』PHP文庫、『臨死体験 生命の響き』大和書房、『「愛と癒しのコミュニオン」文春新書、『「聖なるあきらめ」が人を成熟させる』アスコム、『世界でたったひとりの自分を大切にする 聖心会シスターが贈る大きな愛のことば』文響社、他多数

出会い

鈴木秀子さんとは、鈴木さんの講演会を企画している虎ノ門経営企画の阿片公夫さんのご紹介で、数年前にお会いしました。鈴木さんは数多くの著書があり、日本に最初にエニアグラムを紹介した人としても知られています。私もエニアグラムや生き方に関する彼女の本を愛読しています。『臨死体験 生命の響き』は特に素晴らしい本で、私は何回も読み返しましたが、

読むたびに新たな発見があるという深遠な内容です。

鈴木さんの臨死体験

今から約四〇年前、当時は臨死体験という言葉もない時代に、鈴木さんは臨死体験を経験しました。これまでこの章では、病気を契機に生き方を変え、病気以前より生き方がレベルアップした女性の話を紹介してきました。彼女たちの生き方を変える大きな動機として、病気になることで死を意識したことにあると考えられます。とすれば、臨死体験は死を意識するどころか、死後の世界を実体験することなので、生き方が変わる大きな転機になることは容易に想像がつきます。

ただその当時、鈴木さんが自らの臨死体験を語っても周囲の人の理解は得られなかったといいます。作家の遠藤周作さんだけが、臨死体験の話を広めることは、死にゆく人にとっては大事なことだといって、唯一サポートしてくれました。その遠藤周作さん自身も結核で長期間苦しみ、皆にやさしい医療の必要性を主張し実践してきた文学者でした。だからこそ、臨死体験や死後の世界にも理解があったのでしょう。

鈴木さんは、臨死体験をするまで、非常にまじめでストイックな人生を送ってきました。

彼女は聖心女子大学の大学院を卒業後、聖心会の修道院で八年間厳しい修行生活を送り、その後東京大学の大学院で、三好行雄先生（一九二六―九〇）に師事し学問を修めました。

三好先生は、国文学の研究において初めて近代文学の分野を樹立した研究者の一人です。三好先生は病気で日赤に入院していた時期がありました。鈴木さんが夕方お見舞いに行くと、自分が経験した学徒動員の話をよく語ってくれたそうです。

彼は戦争中、航空母艦に乗り込み、朝夕の食事を用意する係でした。日が経つにつれ、食事を入れていたどんぶりがどんどん余っていくのをみて、三好先生は死をいやおうなしに見つめ、自分が生きていることの負い目を強く感じたそうです。

そのような話をしながら、三好先生と鈴木さんは、生きる意味、死ぬ意味を胸襟を開いて語り合う機会がありました。そのことも、彼女が人生で死を見つめる一つの伏線になったと思われます。そしてその後、鈴木さんは出身大学の聖心女子大学に戻り、日本文学の教鞭をとっていたときに、予期せぬ事故で臨死体験をしたのです。

それは一九七七年の秋のことでした。

鈴木さんは、奈良女子大学で開催される全国大学国語国文学会に出席するため、友人のいる奈良市郊外の修道院に泊まりました。そこは宮家の元別荘で、天井が普通の家の倍くらいある立派なお屋敷でした。鈴木さんは二階の部屋に宿泊することになりましたが、二階に登る階段は長くて急だったので、友人から足元には気をつけてと言われました。

鈴木さんは、慣れない場所のせいか夜中に目が覚めてしまいましたが、ほかのシスターに迷惑だろうと、誰にもいわずに二階の真っ暗な廊下を歩いていました。そのとき、事故が起こったのです。真っ暗で階段がどこにあるかわからず、空足を踏んで一気に下まで転がり落ち、一階の床で気を失いました。鈴木さんはそれから五時間意識を失っていましたが、その間に臨死体験をしました。そのときの体験を、鈴木さんはいくつかの著書で語られているので、その一部を抜粋します。


——その冴えわたった意識の中で、私ははっきりと理解したのでした。

「この生命そのものの光の主に、私はすべてを知りつくされ、理解され、受け入れられ、許され、完全に愛されている。これこそ、愛の極致なのだ」と。

愛に究極というものがあるとすれば、こういう感覚につらぬかれた状態のことではないだろうか。あるいは、真に満たされた状態とは、こういうことをいうのではないだろうか。

しかも、その満たされた光の世界には、時という観念が存在しません。これこそが永遠なのだと私は直感していました。

心は愛に満たされ、知性は冴え、能力のすべてが最高の状態で調和しています。

そんな至福感に包まれていたとき、どこからか声が聞こえてきました。

「癒してください。癒してください」

その日本語には、少しつたない感じの独特のアクセントがありました。

その声が聞こえてきたとき、光であり、生命そのものの主が私に、「現世に帰りなさい」と言いました。それは、音声による言葉ではありませんでしたが、そう伝えられたことが私にははっきりと認識できました。

そして、さらに続けて、次のメッセージを受け取りました。

「現世に戻ったとき、一番大切なのは、知ることと愛すること。その二つだけが大切なのだ」

その瞬間、一時的に意識が戻ったのです。


（『臨死体験　生命の響き』鈴木秀子著）

本書では、ふつうであれば死ぬ寸前までいくような高いところから落下した外傷によって、生き方がどう変わったのかということを考えたいので、鈴木さんが臨死体験で経験したことが本当に死後の世界かどうかに関しては、あまりふれるつもりはありません。

ただし、私はさまざまなエビデンスから、臨死体験で魂が身体から遊離していることは間違いないと考えています。その一つの根拠として、手術中に心肺停止し、臨死体験をした人が、手術台にずっと寝ているにもかかわらず、見るはずのないそのときの建物の外の景色を正確に述べたといった報告があります。

さらに別の重要な例を挙げますと、私と同じ脳外科医、つまり常に西洋医療の範疇の中で厳格なエビデンスに基づいて仕事をしてきた医師が臨死体験をし、死後の世界はあると確信をもち、本を出版していることです。彼の名前はエベン・アレクザンダーといい、一時期ハーバード大学の脳外科で准教授まで務めた、ばりばりの最先端の西洋医療を実践してきた医師です。その彼が、細菌性髄膜炎で生死の境をさまよい臨死体験をしたことが、『プルーフ・オブ・ヘヴン――脳神経外科医が見た死後の世界』という本にまとめられています。その本の中で、彼は臨死体験を次のように語っています。

――私は上昇し始めた。猛烈なスピードだった。ヒュッと音を立てて開口部をくぐり抜けると、見たこともない別世界が広がっていた。
まぶしく輝き、活気に満ちて、うっとりさせられる、目が眩むような——どれほど形容詞を連ねてみても、その情景と感動はとても表現しきれない。（中略）最終的にすべてを振り返って気づかされた、唯一もっとも大切なことを教えられたからである。（中略）「愛」という一語になる。

鈴木秀子さんとエベン・アレクザンダー医師の経験した臨死体験には、多くの共通点があります。彼らが体験した世界は、光に満ち、究極の愛といってもいいような、経験したことのない幸福感を感じさせ、そして時間の観念が全くありません。

私がこの点に関して一つ思うのは、死後の世界は、脳からいうと右脳の世界だなと感じたことです。

なぜならば、ジル・ボルト・テイラーという米国の脳科学者が左脳の脳出血を起こし、右脳だけ働いていた時期に経験したことと非常に似ているからです。一九九六年一二年一〇日の朝、彼女は左脳に脳出血を起こしました。そのとき経験したことを、脳科学者らしく詳細に記載しています。

脳出血を起こした後、彼女の感覚では、体の境界がなくなり、周囲のエネルギーと一体化し、今までにない幸福感を感じ、自分の精神が自由に舞い上がっていたそうです。そこはやはり、時間の観念が全くない世界でした。今までにない幸福感と時間の観念のない世界、これはまさしく鈴木さんやエベン・アレクザンダー医師の臨死体験と似ています。

禅の世界にも同じような考え方があります。今という瞬間のみに注意を向け、ありのままに受け入れることが、自分と自然や宇宙との一体感を感じ、それが本当の幸福感につながるといわれています。

これは、外の世界だけではなく、自分の心の中の世界も同様です。自分の中にわき起こった怒りや悲しみの感情に巻き込まれることなく、その感情がまるで自分の手のひらにあるように冷静に味わいつくすと、逆に無上の幸福感に変わるといわれています。鈴木さんによると、これはフォーカシングという心理学の技法です。

臨死体験の後でなぜ病気が治ったのか

臨死体験後、鈴木さんはご自身の病気を治してしまいました。

それまで彼女は膠原病をわずらっており、冬場には血管が収縮したことによる痛みのため苦しんでいたのです。ところが驚いたことに、臨死体験の後にすっかり症状が消えました。

それだけではありません。彼女は自分の病気を治し、未来を予見できるような超能力をも身につけたのです。

おそらく臨死体験をした人全員が、超能力を身につけているわけではないでしょうから、鈴木さんは天から選ばれた人なのでしょう。ただし、私の知っている何人かの臨死体験をした人は、超能力はないようですが感性が鋭く、すごく日本人らしい生き方をしているように感じます。

超能力の話は鈴木さんの著書に詳しいのでふれませんが、本書の主題に戻って考えてみたいテーマが二つあります。

一つは、なぜ臨死体験で鈴木さんの病気が治ったのかということ。もう一つは、臨死体験後の彼女の人生はどう変わったかということです。

なぜ鈴木さんの膠原病が治ったのかは、西洋医学的に説明するのは困難だと思います。しかし私は次のように推論しています。

私の知るかぎり、鈴木さんは非常に真摯に生きてきており、もちろんそれは若いころから変わることはありませんでした。そんな鈴木さんにとって、戦後の社会の価値観が一八〇度変わったことがどうしても心の中でひっかかっており、それがきっかけでキリスト教に入信したと聞きました。

キリスト教はご存知のとおり、愛を一番大切な価値観としており、彼女もその価値観を第一に考えていたのは間違いないと思われます。それに加えて、彼女は文学を研究するという非常に知的な道を歩んでいたので、臨死体験で感じた「知ること」と「愛すること」は、両方とも臨死体験前から高いレベルで実践していたと思われます。

しかし、これは私の推測ですが、レベルが高いがゆえにどうしても「知ること」と「愛すること」の両者が乖離して、彼女の魂の中で一致していないような状況があり、それが病気をひき起こしたのではないかと感じています。というのは、「知ること」と「愛すること」は、ある意味、左脳と右脳の領域を代表する機能であり、それを同時に行うことは至難のわざだからです。

そんなときに、臨死体験により魂が世間の束縛から離れて自由になり、魂のエネルギーが高まって肉体を凌駕し、それが病気の改善につながったのではないでしょうか。鈴木さんは、死にゆく人が生きていくための鎧を脱ぎ捨て、魂が自由になるということを述べています。おそらくご自身が、臨死体験の後にそのような状態になったのだと、私は推測します。

「永遠なる命の光の圧倒的な愛の力を感じることができたなら、病気も治ってしまうでしょうし、奇跡だっておこるでしょう」。これは鈴木さんの言葉です。

「知ること」と「愛すること」は、鈴木さんの人生のテーマになりましたが、その後の人生を見ると、見事なくらいその両者を両立させています。

私は常々、左脳を突き詰めると右脳に行き着くし、右脳を突き詰めると左脳に行き着くと考えています。

つまり、知ること――すなわち左脳を突き詰めると、一番大事なのは愛について知ることとなります。愛すること――すなわち右脳を突き詰めると、一番大事なのは相手を知り、真理を知ることとなるのです。少し抽象的で難しい話になりましたが、鈴木さんの人生を見ると、その答えがあるように思います。

「無条件の愛はすべてを受け入れる。知ることは深い意味がある。人を知れば知るほど受け入れるようになる」。と鈴木さんは話しています。

臨死体験の後でどのように人生が変わったのか

二つめのテーマですが、臨死体験の後に鈴木さんはどう変わったのでしょうか。

鈴木さんは臨死体験後、さまざまな病院を訪問して、死を目前にしている人のもとに行くようになりました。彼女が訪ねてくると、初めて会う人も昔から知っている人のような一体感を覚えるといいます。患者さんに寄り添って、話を聞いてくれることで、どの患者さんも喜びます。

その際、まず患者さんに、「言いたいことがありますか」と聞きます。そうすると、患者さんは、自分の生きてきた人生や思いのすべてを話し始めます。話が終わり、鈴木さんが相手と息をあわせ、腹の上に手を置いて大宇宙からの気を送ると、だいたい二分くらいで眠るそうです。その方と鈴木さんと宇宙が一体となることで、深い安心感をもつのでしょう。

鈴木さんは、こんなエピソードを話してくれました。それは、乳がんの末期で、医者からもう数日しかもたないといわれた母のために祈ってくれと、娘さんから頼まれた話です。

鈴木さんがその母親と会ったとき、初めてだけど一体感がありました。そこで感じたのは、とっくに死んでいても不思議はないような悪い状態なのに、母親には何か心残りがあり、あの世とこの世を行き来しているということでした。そのことを娘さんに聞いても、心あたりはないと言われ、不思議な気がしていました。その後、娘さんから、実は遺産問題で仲違いしている姉がいて、いやな思いをさせたくないので呼んでいなかったといわれました。

そこで、鈴木さんは、私のような他人がそばにいれば問題がないからと、姉を呼びました。すると、ずっと瀕死状態で寝ていた母親が、突然ベッドの上に身体を起こし、姉と二人で抱き合い、こうして会えてうれしいといって息をひきとりました。母親は、どうしても死ぬ前に、喧嘩している姉と仲好くしたいという気持ちだったのです。

死ぬ前の最後の望みとして、仲違いしている人と仲直りしたいとか、家に帰ってお礼をいいたい、自分の口で食べたい、自分の足でトイレに行きたいなどといわれます。共通するのは、人間としての尊厳をもって死にたい、感謝の気持ちを伝えたい、愛でつながりたい、誰とでも仲よくしてこの世を去りたい、という点です。このケースでも、姉妹のけんかは自分の思い込みでやっていることであって、本来人間同士は、深いところでつながっているということを示すエピソードです。

鈴木さんは、臨死体験により、あの世の命の源の方と顔を合わせ、全宇宙との一体感を感じてから、すべての命は深いところでつながっており、この世に起こることはすべて、苦しいことも意味があって起こるのだと確信しました。

鈴木さんによれば、人間は幸せになるために生まれてきており、死はそれを完成させ、至福の世界に移ることを意味しています。神にとって人は子供であり、役割を果たし、与えられたものを使い切った後に、一番いいタイミングで天に召すのだといいます。すべてに神の「はからい」がある、そのような確信を彼女はもっています。

一方、死にゆく人に対して、周囲の人はどうふるまえばいいのでしょうか。

鈴木さんは、周りの人は皆で患者さんを温かい心で満たすことが大事だと言います。子供たちは皆で仲好くし、両親の子でよかったと言って、気がかりなことを残させず安心させることです。また、患者さんに、苦しいよね、痛いよねと共感し、一体化すると気持ちが静かになります。

鈴木さんは、死にゆく人の気持ちを安らかにするだけでなく、出会う人を幸せにする能力も臨死体験後に授けられたようです。

私も鈴木さんとお会いするたびに、深い安心感をもつとともに、私のポジティブな面を褒めていただき、自分の生きる方向に自信をもたせてくれるように感じています。

これが、凛として生きるレベルの高い女性性脳をもつ女性ならではの真骨頂だと思います。鈴木さんによると、彼女に天から授けられた力を媒介にして、ほかの人が本来的にもつ力を増幅させる道具のように、自身の存在を感じているようです。

鈴木さんは天から選ばれてそのような能力を与えられたのでしょうが、それだけではなく、たどってきた人生も関係しているように感じます。彼女が入信したときに、先輩のシスターに言われた言葉があります。

「世の終わりという言い方があるけれども、修道女であるという自分の存在は、ある意味で世の終わりです。自分の受け継いできた代々の血を子孫に引き継がせることなく、自分のところで絶えさせてしまうわけですから。ですから、自分の一生をいかに生きるかという責任は大きいのです」

（『臨死体験　生命の響き』鈴木秀子著）

保身という言葉があります。これは、肉体だけではなく魂を保つことも含まれると私は思っていますが、それには四種類あると考えています。

一番ランクが低い保身はエゴ。つまり自分さえよければいいという保身です。

次は、父親的な保身。社会貢献をしながら家族全員を守るという、自分の周囲の人が一生食べていけるようにするという保身です。

三番目は母親的な保身。自分の家族が子孫まで含めて食べていけるようにする保身です。

最上級の保身は、人類全体、地球の生き物がずっと食べられ、幸せに生きていけるように尽くす、つまり自分は子孫を残さなくても人類や地球がよければ喜びがあるという保身です。前述の修道女の言葉はまさしくいちばんランクの高い保身になります。

修道女は、自分の持ち物は全く持たず、世界中の貧しい地域で献身的に人々を支える活動をしています。そのような崇高な活動をずっと続けてきた鈴木さんだからこそ、臨死体験の後に、人々を救うような能力を天から与えられたのでしょう。

病気や困難は人間らしく成長する機会

鈴木さんは著書の中で、次のように語っています。

――医師から「あなたはがんです」と宣告されれば、そのときはだれだって落ち込むでしょう。けれども、その中にも意味を見いだし、「つらいけれども病気と共存していこう。残された時間をよくしていこう」というプラスの感情をもつことができるか、逆に「もうだめだ。自分なんかどうでもいい」と自滅的になっていくか。

快・不快をエゴで受けとめるか、普遍的な愛で受けとめられるか、それは本人の選択次第なのです。

私たちが心しなければならないのは、エゴに動かされないで、愛を広げるような行動がとれるよう、自分を見つめなおし、育てなおしていくことだろうと思います。

――人はそれぞれ『人間らしく成長する』ためにこの世に生まれてくる。自らの魂をみがくために、それが喜びであれ、苦しみであれ、必要な出来事を自分で自分に引き寄せる。つまり、自分に起こることはどんなことでも、自分の益になるように、自分で選択して、引き起こしているのである。

――たしかに、つらいこと、いやなことは、私たちの生き方への神の「うながし」です。そこには、「少し方向を変えなさい」「本質からずれていますよ」というメッセージが含まれているのです。

（『臨死体験　生命の響き』鈴木秀子著）

病気などの厳しい経験をして、考え方を暗い方向からいい方向にもっていく。つまり光のある方向に向かって歩み始めることを、「回心」と鈴木さんは呼んでいます。

光というのは、彼女が経験したあの世の光のことだと思われます。その光に向かって歩き始めることで、光に向かう人たちと命が響きあう、そこに本当の幸福感があると言います。

これは私も同じような経験があり、世の中をよくしようと明るい方向に自分の人生の舵を切ったとたんに、同じような考え方をもった人たちと魂が響きあうような機会に恵まれました。それが、実は本当の幸福感ではないかと私は感じています。

凛として生きることは、ぶれないこと

鈴木さんに、「凛として生きる」とはどのような生き方であるか尋ねました。

すると、鈴木さんは最近講演で話された『小公女』のことにふれました。

『小公女』は、フランシス・ホジソン・バーネット（一八四九－一九二四）作の児童文学の古典です。この物語は有名で、映画やアニメにもなったので多くの人がご存知でしょう。驚いたことに、世界で三番目に多くの国で訳されているそうです。ちなみに一位は聖書になります。

簡単にあらすじを紹介しておきます。


「主人公はセーラという少女で、イギリス人のお父さんはインドで鉱山を持っている大富豪です。フランス人の母が亡くなったあと、父はセーラをイギリスの学校に入れます。

校長ミンチンは物欲が強く、セーラを特別待遇で厚遇しますが、父がダイヤを掘るのに手を出し破産したあと死んだという話を聞き、セーラを女中として扱い、屋根裏部屋に住まわせます。セーラは、屋根裏部屋に紛れ込んできた猿を返すために持ち主を捜し歩いたところ、その持ち主が父親の親友で、父親は失敗しておらず、莫大な遺産をつがせるためにセーラを探していたところだと知ります。それを聞いた校長は、手のひらを返したようにセーラをていちょうに扱います。しかしセーラは、外の環境がどう変わっても、誰にでも親切で、ぶれることなく、自分らしさをつらぬき通す生き方をします」

鈴木さんは、そうしたぶれないで誠実に生きることが、凛として生きることではないかと教えてくれました。そして、凛として生きるためにどのような考えをもてばいいのか、鈴木さんはいくつかのヒントをくれました。

まず、生きることは、その根底に苦しみがあるのはあたり前であり、人間にはそれを乗り越える力があります。それを乗り越えると喜びがあることを確信することが大切です。

つらいこと、いやなことは、自分の前世で犯した問題を清めるためにあるという考え方をすれば、厳しい問題が起こってもぶれないでいられるといいます。

それは、渋沢栄一の孫である鮫島純子さんのお話の中にもありました。鮫島さんは、オレオレ詐欺に遭い、家を建て替える金をすべて取られるということがあったそうです。そのとき鮫島さんが思ったのは、「前世でひどいことをした償いがやっと果たせる、これで前世を清めることができた」ということでした。恨む気持ちはまったくなく、愚痴もいわなかったそうです。誰もがこのような考え方をもてば、自分の人生に意味を見いだすことができて、いつも自分自身でいられ、凛とした生き方ができると思います。

鈴木さんの卒業した聖心女子大学は、上皇后美智子様をはじめ、女性初の国連難民高等弁務官として世界中の難民支援を指揮した緒方貞子さん（一九二七－二〇一九）や作家の曽野綾子さんなど、多くの凛として生きる女性を輩出してきました。

聖心女子大学は、十九世紀初頭にフランスで誕生した聖心会というカトリック女子修道会を設立母体とした、日本で最初の新制女子大学の一つです。今では世界の三一カ国に姉妹校があります。

聖心会は、フランス革命直後の一八〇〇年に、混乱した世の中をよくしていくには、まともなリーダーを育てる必要がある、そのリーダーを育てるのは母親であり、支えるのは妻なので、リーダーとなる人の母や妻を育てるための教育をするという目的で創立されたと聞いています。

アメリカのケネディー一家の女性たちも、ほとんどが聖心で学んだようです。

聖心女子大学は同じ構内で貧しい人のためのフリースクールを開くなど、鈴木さんの在籍中から、経済的に恵まれない人たちにも目を向ける教育を行っていました。

鈴木さんや卒業生の方たちの凛とした生き方を見ていると、社会や周りの人々のことを考える聖心スピリットが脈々と受け継がれているように思います。

鈴木さんのように、凛として生きている女性は、やはりぶれない生き方をしています。ぶれないということは、喜怒哀楽がなくなるのではありません。感情豊かでありながらも、決して喜びすぎたり、悲しみすぎたりはしないということです。そして、人は深いところでつながっているので、人に喜んでもらうために働くのが一番の幸福感につながります。

鈴木さんが常々伝えようとしていることは、見えない世界、すなわち我々が根っこのところで皆一つにつながっている部分に目を向けるということです。

その見えない世界から人間は命を与えられており、その世界からの愛がなければ、見える世界において幸福を感じたり長く活躍することはできないといいます。

人が見えない世界の存在にはっきり気づくのは、生死に関わるような事態に直面したときです。そのとき人は、生かされていること自体が、いかに貴重なことであるかに気づくのです。

祈りによって高度な女性性脳を養う

見えない世界に気づくために、普段やるべき大事なことは「祈り」だと思います。

祈りとは、単にご利益を願うようなものではありません。鈴木さんによると、祈りは生きることの根源につながるものです。

祈りには、人間を超える力の存在を、なにげない日常生活の中に見つけたときの賛美、自分がその存在に生かされていることへの感謝があります。また、自分と根っこの部分でつながっている人々（いやな人も含めて）や他の人を大事にする気持ち、弱い自分をまっとうな人間にしてもらうように願うこと、などの思いが祈りに込められています。

祈ることで人と人の絆が強まり、厳しい現実を見つめて、それを平穏な気持ちで受け入れる力が出てきます。祈りは、見えない世界を感じ、つながるための重要な習慣といってもいいでしょう。

祈りは、右脳的な魂の世界を、左脳的な言葉にしたものともいえます。右脳が見えない世界とつながっており、左脳が見える世界をつくっているので、祈りはその間の橋渡しをする有効な手段だと考えられます。

見えない世界を感じることで、ぶれない自分が出来上がり、凛として生きることができます。

そして、レベルの高い女性性脳をもつことができるようになると思います。鈴木さんの存在からそのように感じられるのは、鈴木さんが毎日長時間祈りをささげていることが大きいのでしょう。

第4章 レベルの高い「女性性脳」が明日の日本を救う

レベルの高い「女性性脳」は困難を乗り越える力

前章で、厳しい病気や困難を乗り越えた五人の女性たちを紹介しましたが、私がインタビューしていて驚いたのは、この女性たちには非常に共通する部分が多いことでした。まず話を伺ったときに共通して感じたのは、彼女たちとその場に一緒にいることで、包み込まれるような安心感と、彼女たちの話からにじみ出る本当の賢さでした。また、彼女たちの生き方から学べる幸福感のようなものを強く感じました。

これはおそらく、彼女たちが厳しい病気を乗り越えることで、レベルの高い女性性脳をもつようになったことが関係しているように思います。

病気を契機にして、正しい食の知識を周囲の人々に広めようと活動している照井理奈さんや児玉陽子さん。全人的医療を目指して代替医療に力を尽くしている星子尚美さん。病気により不幸にうちのめされている患者が、いかに幸せに人生を送るかをアドバイスする患者会を作った善本考香さん。死にゆく人に寄り添って、幸せな気持ちで向こうの世界にいく手助けをしている鈴木秀子さん。彼女たちは病気を契機にして、周囲の困っている人たちを救う方向に人生の舵を切りました。

これは脳からいうと、右脳を主体とした「公」の活動になります。公の活動とは、私利私欲ではなく、多くの人々のために行動することです。しかも、彼女たちは現実の場において極めて合理的に考え、それを結果に結びつけています。つまりレベルの高い左脳も備えています。

これらの特徴から、私は彼女たちはレベルの高い女性性脳をもっているという結論に達しました。

魂と右脳の深い関係について

五人の女性たちにお話を伺っていると、興味深いことに全員の話の中に、魂のことがでてくるという共通項がありました。

このことを考えるに、厳しい病気になったのは肉体ですが、それを乗り越えることで肉体へのとらわれを捨てられたのではないかと思います。そして、究極の状況で自分の生き方を決めるのに、魂が前面にでてきたということではないかと考えています。

ここで、魂と右脳の関係について、私の考えていることをお話ししたいと思います。

日本人は、先進国にはめずらしく、右脳主体の民族だと私は以前から考えています。

右脳主体とは、人との関係性を重んじる民族であったということになります。何も言わなくても以心伝心で分かりあえる、つまり相手のもつ波動を感じやすかったのではないかと思います。そのために、日本人は昔から魂の存在を感じやすい民族だと思われます。

縄文時代は、お墓が集落の真ん中にあり、死後の世界と生きている人たちが密接につながっていたことが窺われます。

幕末の志士も同様であり、吉田松陰をはじめ多くの武士が、自分の魂を後世に伝えるために、苛烈な人生を歩み、戦いの果てに死を迎えました。実際、その魂が弟子や同志に伝わったように思います。ところが、戦後の日本は米国型の教育により、見えない世界を大切にするような感性がなくなってしまいました。

そういう意味で、戦後の高等教育を受けた鈴木秀子さんや、西洋医学を専攻して魂や死後の世界に関して全く興味がなかったエベン・アレクザンダー医師が、同じような死後の右脳的な世界（臨死体験）を経験したことは、非常に理知的な二人だけに、信憑性の高い話だと感じています。もちろん、私は鈴木秀子さんを直接知っているので、彼女の経験したことは、間違いなく真実だと断言できます。

「人の気配は騙せない」という言葉があります。いくらきれいごとをいって人を騙そうとしても、その人のもっている気配を感じれば、騙されることはないということです。

鈴木さんは、修道院で言葉や視線や音をすべて抑制するという厳しい修行を八年間経験し、人のもつ気配を感じられるようになりました。ここでいう気配とは、おそらくその人の魂から発する波動のようなものかと解釈します。

また、善本考香さんの話にも興味深いエピソードがあります。

善本さんは、岩国の柱島にある浄土真宗の寺の娘さんとして育ちました。島を出たあとも盆、正月には必ず着物姿で島に帰ると、桟橋で島の人たちが出迎えてくれたそうです。寺には幼稚園が併設されており、善本さんも朝のお勤めなどを子供のころからやっていました。

昔風の日本的なしつけが厳しい家庭で育ったためか、善本さんは、人としての生き方を親の背中を見ながら習得したのです。

また、寺で育ったせいか子供の頃から霊感が強く、目をつぶったときに画像が見えることがあったそうです。たとえば遠くで実際に起こっている事故の現場が見えたり、人に霊がとりついたのが見えたりしたこともあったといいます。彼女によると、この能力は特殊なものではなく、心が純粋であれば、人間は本来もっている感覚なのだそうです。

そして、高校にはハンドボールの能力を買われて入学し、社会人になると、目に見えない世界を感じる仲間たちと波長が合い多くの友人ができました。

善本さんは、広島でがんになったことが分かったとき、死にたくないという気持ちと厳しいかもしれないという不安感はありました。しかし、霊感が働いたせいか、ネットで調べて絶対死ぬと分かったにもかかわらず、東京に出てきたときには治ると確信していました。死の崖っぷちに立って、彼女の本来もっていた霊感が研ぎ澄まされたのかもしれません。

そして、その確信のもとで獅子奮迅の行動により根治にもっていったわけです。

ストレスに強い「女性性脳」

日本は災害が世界中でいちばん多い国です。

地震、津波、台風、豪雨などで家や家族が亡くなったとしても、厳しい現実を受け入れて、それを乗り越えていくように努力するしか生きていく道はありません。

これが、日本人にレベルの高い女性性脳を発達させた理由の一つです。善本さんにとっても、がんは突然ふりかかった災害と同じでしょう。しかし、彼女はそれを敢然と受け入れ、自分に対してももちろんですが、がんに対しても愛情を注ぎ、冷静に脳を使いながら、あきらめずに病気と闘うことができました。

前述の石川真理子さんの話では、彼女の祖母は米沢藩で武士道の教育を受けましたが、その教育の中に、どんな理不尽なことでも、まずすべてを受け入れる、ということがあったそうです。

それは無理だろうということを言われても、意見をいう自由はありますが、常に「はい」と受け入れて、なんとか対処していくというしつけを子供のころに受けたといいます。そのことは、善本さんのがんへの対処法と似ているように感じます。

がんをまず受け入れる。そこからスタートして、それを解決するために知恵をしぼり、必要があれば雄々しく闘うこともある。これはまさしく「女子の武士道」そのものの生き方です。

武士の妻は、たとえ戦いで夫が死んでも、その後ずっと一家が存続するように、女手一つで支えていかなければなりません。そのような、生死のかかった強いストレスを受ける可能性が高い武家の女性は、ストレスを乗り越える上で最適な生き方を、子供のころから叩き込まれたことでしょう。

いずれにせよ、現実を受け入れ、それを解決するために敢然と闘うこと、これがおそらく女性の武士道の精神と、がんを根治させた善本さんの生き方との共通点を見い出した理由ではないかと思います。

私は覚醒下手術の経験から、魂は視床下部にあるのではないかと考えていることは前述しました。視床下部は病気を治す自然治癒力の中枢でもあります。

私が想像するに、厳しい病気を乗り越えるために、自分の人生の主役を肉体から魂に切り替えることで、それが苦しさから逃れるための切り替えであるにせよ、魂が元気になって、自然治癒力の強化につながり、病気の治癒へとつながったのではないかと思います。

視床下部は、愛情ホルモン・幸せホルモンといわれているオキシトシンの分泌にも関わっており、愛情の中枢ともいえる場所です。したがって、視床下部が強く活性化することは、愛情が深くなるという意味で、レベルの高い女性性脳をつくるのに中心的な存在であるといってもいいと考えています。

つまり、レベルの高い女性性脳とは、レベルの高い右脳と視床下部を中心として、それらが、左脳を含めた脳全体を使いきろうとしている状態の脳といってもいいでしょう。

実は、このような脳の使い方が、厳しいストレスを乗り越え、幸せに生きるために最適な方法なのだと考えています。

強烈なストレスを「女性性脳」で乗り越えて悟りを得た僧侶

その一つの証拠になると思われる興味深いエピソードを紹介します。

三重県伊勢市に僧侶をしている新垣玄龍さんという人がいます。彼は月に一度、子供食堂を開き、無料で食事を提供する社会活動をやっていますが、驚いたことに三〇代まで沖縄でやくざの親分をやっていました。

最近彼に会う機会があり、やくざを辞めてお坊さんになったきっかけなどを伺いました。それは、私にとって驚愕するような内容でした。私が考える脳からの解釈も加えながら、新垣さんの人生を追いかけてみようと思います。

彼は三二歳でやくざの組長になりましたが、もともと哲学書などを読むのが好きな方で、おそらく左脳の強い人だったようです。

左脳のレベルが高いせいか、沖縄刑務所服役中に弁護士をつけずに本人訴訟で、刑務所の待遇に対して国家賠償請求を提訴し勝訴しました。しかし、それに対する懲罰の意味もあったのか、三畳半の厳正独居に二年間入れられました。そこにいる間は、人と一切の接触を絶たれ、便所も食事も独居内でのみ、立ち上がることも許されないという過酷なものでした。普通の人であれば、これだけ長期間厳正独居に入れられると、精神に異常をきたすといわれています。ところが彼はやくざの組長だけあって剛気なところがあり、厳正独居に入れられた最初のころは、その理不尽な措置に対して反発し、人権闘争を行いました。おそらく彼は、左脳に傾いた男性性脳の強い人だったので、ストレスで左脳の扁桃体が活性化し、攻撃性が増したと思われます。

それから六〇日くらい経つと、彼は猛烈な不安感に襲われはじめ、九〇日くらい経過すると、一日に手を何度も洗わないと気が済まないといった強迫神経症の症状が出はじめました。これは脳からいうと、右脳の扁桃体が活性化し、過酷な現実から逃避しようとしている状態だと思われます。

一二〇日を過ぎると、家族への慈しみや感謝の念が強くなり、家族に遺書を書いたりしました。これはおそらく、右の扁桃体が活性化して死へ逃避しようとする一方で、女性性脳である右脳と視床下部が活性化し、愛情や感謝の念が湧き、なんとか生きようとしている脳の状態だと思われます。

一八〇日くらいになると、さらに状態は悪化し、自分がどうやったら死ねるかにこだわる自殺願望が起き、無気力で何もしたくないが、頭は冴えて不眠気味になりました。

二四〇日くらい経つと、神仏や悪魔的なイメージの幻聴や幻想がたびたびでてきて、意味不明なひとり言をつぶやくようになり、昼夜の感覚が全く分からなくなりました。これを脳からみると、時間の観念をつかさどっている左脳の機能が低下して、時間の観念がなくなり、幻聴や幻覚がでてきたように思われます。

そのころから彼は、祈りや瞑想や真向法体操を一日何時間もかけて始めるようになりました。すると瞑想の最中に一瞬ですが、吹き荒れている思考や感情の暴風を台風の目から観察しているような感覚を得て、大きな静けさを体験しました。これを脳から解釈すると、祈りや瞑想や真向法体操で活性化した帯状回や視床下部が徐々に脳の主役となり、扁桃体と左脳が起こしたストレスに対する思考や感情の暴風に、少しずつ脳全体が振り回されなくなった状態だと推測されます。

そして、ときおりいっさいの思考や感情が静まり、温かい至福に包まれる時間が長くなり、瞑想に集中すると目を閉じていても光が見え始めました。彼はこの頃から本に癒しを求めなくなりました。脳から見ると、男性性脳である左脳の機能がさらに低下し、女性性脳である右脳と視床下部が脳内で優勢になり、幸福感を感じるようになった状態だと思われます。

三六〇日くらい経つと思考がいっさいなくなり、強烈な至福の波と、全体に対する愛や慈悲だけが存在する世界に入りました。身体の動きがまるで芸術を見ているような感じになり、瞑想していると、呼吸とともに身体が永遠に伸びていく経験をしました。そこからしばらく、自他の感覚がなくなり、自分がどこにいるのかさえ理解できない状態になりました。

これは脳から解釈すると、左脳の機能が完全に崩壊し、右脳主体になった状態といってもいいでしょう。前述したジルボルト・テイラーの左脳を損傷したときの体験や、臨死体験と非常に似た状態といえます。

四五〇日経ったところで、だんだんと思考が湧いてきましたが、海に浮かんだクラゲのような感覚で思考や感情を見ており、いかに自分の思考や思い込みで人生を生きてきたか、それは単なる幻想だったことに気づきました。そして、強烈な至福の波と、全体に対する愛や慈悲だけがある世界の中にいるという感覚がずっと続きました。

おそらく、このころから左脳の機能が戻ったのでしょうが、自分の人生がいかに周囲から左脳に刷り込まれた考えで動いてきたか、その欺瞞に気づいたといってもいいでしょう。

その結果、新垣さんは出所後にやくざを続けることに困難を感じ、このときの経験はなんだったのだろうと探求するために、仏教の修行をすることになりました。

この話が面白いのは、新垣さんは、宗教的なものを追求して修行で悟りを開こうとしてこのような境地に行き着いたのではないという点です。

自分の命が危ない状況になり、瞑想、祈り、真向法体操という視床下部、帯状回、右脳が活性化する方法を偶然用いて、悟りの境地といわれるような状態に達したということです。

つまり、元々脳の使い方が左脳に傾いていた新垣さんが、強烈なストレスを受け、男性性脳である左脳や扁桃体が活性化しましたが、それではこのような厳しいストレスを乗り越えるのは困難でした。脳機能がストレスで崩壊する寸前で、瞑想、祈り、真向法体操などの方法をたまたま用いることにより、女性性脳である視床下部や右脳が優位になり、その結果過去の自分の生き方がいかに左脳や扁桃体に振り回されていたかを感じたのではないか、それが脳から見た経過になります。

このエピソードが物語るのは、強烈なストレスを乗り越えるには、男性性脳よりは女性性脳の方が有利であるということです。

前章の善本さんのところで述べたように、攻撃的な鉾よりは守りに強い盾の方が、がんという厳しい病気を乗り越えるのには有利だということにも通じる話です。

中村哲さんの生き方に見る至高の「女性性脳」

もちろんレベルが高いことが必要条件になりますが、なぜ女性性脳の方が、ストレスに強いのでしょうか。

私は二つの大きな理由があると思います。一つは、現実に対応しているのが右脳ですが、その右脳が優位なのは女性性脳だということです。

厳しい現実を乗り越えるには、現実をすべて虚心坦懐に受け入れる必要があります。現実から目をそむけて、自分の左脳的な思い込みで厳しい現実と闘っても、現実のほうが上なので、千変万化する現実の中で、結局は敗北に結びつきます。まず現実ありきという姿勢が大事なのです。すべてを受け入れることが武士道の基本であると『女子の武士道』を書いた石川真理子さんもおっしゃっていました。

もう一つの理由は、女性性脳を特徴づける右脳、視床下部を主体にしたほうが、幸福感があり、エネルギーや自然治癒力が高まるということです。幸福感があり、エネルギーに満ちた人間のほうがストレスに強くなるのは当然のことです。

日々是好日という禅の言葉がありますが、どんな厳しい状況でも幸福感をもつことが、禅のいう悟りの境地といってもいいでしょう。そしてそういう人間の周りには人が集まり、多くの人が助けようと手を差し伸べます。

反対に、左脳主体で文句ばかりいう人間には人が寄ってこないし、結局病状が悪化していくのは、私も医療現場でよく見かけることです。家庭や企業でもそれは同じだと思います。

日本のみならず世界は、今やすべての分野で行き詰まり、打開策がないように見えます。

私はそれを打開して、よりよい社会にするには、すべての人たちがレベルの高い女性性脳を持つこと、少なくともそれを目指すことが本質的な解決策となると確信しています。

そうしたレベルの高い女性性脳を持っていた、中村哲さん（一九四六－二〇一九）のことを忘れることはできません。

二〇一九年一二月四日、脳神経内科の医師でペシャワール会の中村哲さんが、アフガニスタンのナンガルハル州ジャラーラーバードにおいて、人道支援活動中に武装勢力に銃撃されて死亡しました。

中村さんは、アフガニスタンで医療活動をしていましたが、水があればこの地域の多くの病気と帰還難民問題が解決できると考えました。そして、「一〇〇の診療所より一つの用水路」と考え、自ら重機を操作して砂漠の中に総延長二五キロメートルを超える用水路を造り上げたのです。砂漠という過酷な環境の中で進めたこの事業の困難さは、想像に難くありません。

中村さんは、人を助けるのは医療第一であるという思い込みではなくて、人助けのためには何をすべきか、現地の現実を最優先して考え行動しました。この生き方こそ、彼はレベルの高い女性性脳の持ち主であることを感じさせるエピソードだと思います。

医師である中村さんは、左脳の働きも優秀であったと思われますが、レベルの高い女性性脳としての右脳・視床下部の活発な働きにより、至高の幸福感をもって使命に打ち込まれていたのではないでしょうか。

実際、中村さんは非常に厳しい環境の中で素晴らしい成果をあげ、周辺の数十万人の農民たちに恩恵をもたらしました。一人の医者ではとうてい不可能な多くの人たちを救ったのです。

「女性性脳」が医療の質を高める

各分野でレベルの高い女性性脳を目指し、それを生かして問題を解決するには、具体的にどうすればいいのか考えてみたいと思います。各分野とは、医療、教育、仕事、そして日本人としての生き方です。

まず医療から考えていきましょう。

前述の五人の女性は、病気を克服したあとに、何らかの形で医療に関わっています。

彼女たちにインタビューをして感じた共通点は、医療のゴールは、幸せに生き、幸せな気持ちで死ぬことだとみなさんが考えていることです。

そのためには、医療従事者がレベルの高い女性性脳で患者と接したり、もっといえば患者が病気を契機にしてレベルの高い女性性脳を目指すことが必要です。それが患者と医療従事者の幸福感につながり、さらに病気の改善につながります。そういうことが医療の柱になるべきではないでしょうか。

医療の中心になるべきことは、星子尚美さんのおっしゃるように予防医療です。

病気にならずに、ぴんぴんころりで自分の寿命を全うするのが一番幸せな生き方であるとみなさん思っているはずです。

しかし、そうはならずに病気になるのはなぜでしょうか。それは食の正しい知識をもって実践していないこと、同時に運動をしていないこと、十分な睡眠をとっていないこと、そして特に重要なのはストレスに負けるような生き方をしていること、につきます。これは、五人の女性も口を揃えて言っていることです。

最近、日本で医療費がどんどん右肩上がりに膨らんでいることが問題となっていますが、その根本的な解決法は、予防医療の知識をみんなで共有することです。

昔は母親が、家族の健康に責任をもっており、予防医療の中心的存在でした。現在の母親も働いている家庭が多い現状を見ると、母親代わりの集団をつくり、正しい予防医療の知識を広めることが必要でしょう。

拙著『統合医療の真実』にも書きましたが、食や運動には原則があります。その正しい知識を、すべての人が子供のころから知る必要があります。ただし、その人に合う食かどうかは、人により違う面もあるので、前出の照井理奈さんのところでふれたように、臓器の周波数を測定する装置メタトロンで個人差をみることも、患者にとっては有効でしょう。

しかし、もし病気になったとしても、むしろそこが女性性脳のレベルを上げるチャンスと考えるべきではないでしょうか。人間はストレスがないと魂をみがくことはできません。

善本考香さんは、母親から「あなたはがんになって賢くなったね」と言われたそうですが、病気は女性性脳のレベルを上げるチャンスといってもいいでしょう。

そして、彼女たちが今も自らの良心に従って活動しているように、自分の魂から発して世の中をよくしていくこと、それに賛同した人たちが集団をつくって世の中に流れをつくることが、これから必要であると思います。

その理念にそって私は篠浦塾をつくり、それらの人たちにセミナーをお願いしたり、またアドバイスをいただいて患者会をつくり、医療がレベルの高い女性性脳の方向にいくようにしているところです。

レベルの高い女性性脳を目指す医療とはどういうものでしょうか。それをひと言でいうと、医療従事者が右脳主体、つまり患者側に徹底して寄り添う医療といってもいいでしょう。

つまり、医者を含めた医療従事者が、お金や出世や自分の技術をみがくためという発想ではなく、患者の幸せをまず第一に考えるという医療になります。もちろん、患者が幸せになるには、医療従事者が高いレベルの知識や技術をもつことが必須ですが、それらを患者の幸せのために使うという本質を見失ってはいけないと思います。

医療従事者の質の見きわめは、不安にとらわれている患者には難しい面もあるので、我々のつくる患者会等の医療の本質を分かっている集団が、不安になった患者をサポートできればと考えています。

レベルの高い女性性脳を目指す医療は、予防医療が中心であり、もし病気になっても患者の幸せを第一に考える医療なので、現行の医療ほどお金がかかることはありません。

予防医療で病気が減り、たとえ病気になっても必要のない薬を投与されたり、必要のない手術を受けることがないからです。

それには、患者自身が自立して医療を選択する賢さをもつことが前提になります。これからは、患者自身がレベルの高い女性性脳をもつことが、幸せに生き、幸せに死ぬための必要条件になるでしょう。そのお手伝いを篠浦塾（注：社団法人「S－BRAIN脳活用度普及協会和心統合医療事業部」に変更予定）が少しでもできればと考えています。

「女性性脳」が明日の教育を変える

レベルの高い女性性脳を目指す教育とはどのようなものでしょうか。

今の教育は、勉強であればテストの点数重視、スポーツであれば勝ち負け重視の左脳に傾いたものです。

左脳主体だと、教師も生徒も競争主体なので強いストレスを受け、扁桃体が活性化するので、教育現場でトラブルが生じやすくなります。教師を含めていじめが横行し、生徒の自殺などの問題があとをたたない現状を見れば、それは明らかです。

これを改善するには、右脳主体になることです。つまり周囲の人と調和し、社会に出たら困った人を助けたい、社会に貢献したい、という志がもてる教育に舵をきりなおす必要があると思います。今の知識偏重の教育は、今後ＡＩが進歩すれば意味がなくなるでしょう。

勝ち負け重視の教育は、他人との競争ばかりをあおり、いつかは必ず負けることになります。挫折したときに助けてくれる友人や家族もなく、うつや引きこもりにもつながります。

もちろん、だれでも社会に出れば競争にさらされるので、勝つために学生時代に一生懸命努力することは大事です。そうしないと、自分はなにが得意でなにが不得意か、つまり自分の脳の使い方の得手不得手が分からなくなるからです。

たとえほかの人より優れた能力があっても、それは自分の役割を果たすために使う一つの道具です。自分の能力を人に勝つためだけに使うという発想にとらわれたまま社会に出ると、顧客のためにみんなで役割を果たしていい製品をつくろうという考え方にはなりません。結局、長い目で見ると、そういう人材は組織や企業の足を引っぱることになります。

また、そのような教育で勝ち残ったエリートは、出世すると自分の保身のみ考える既得権益保持者になります。そんな上司ばかりの組織や企業からは志の高い人が逃げ出し、活力を失っていくでしょう。今の日本の多くの組織や企業は、そのような状況に陥っているように感じます。

教育とは人づくりにつきます。教師がレベルの高い女性性脳をもつことが、教師の影響を強く受ける生徒が正しい方向に生きていくための礎を築くことにつながります。

そういう意味では、教師の人格を向上させる、もっといえば魂をみがくプログラムや、社会で揉まれ、レベルの高い女性性脳をもつ人を教師に迎えることが今後必要となるでしょう。

社会や世界に貢献することが本当の意味で幸せな人生につながります。そのような人間を育てるには、男性性脳ではなく、女性性脳のレベルを上げる教育を中心にすえることが極めて大事だと思います。

迷える若者を救うのは、「女性性脳」をもった上司の存在

学校を卒業し就職したときに、若者は大きな壁にぶつかります。

内閣府の発表した『二〇一八年版　子供・若者白書』によると、大卒者の約三割が三年以内に離職しています。

その理由は、一位「仕事が自分に合わなかったため」(二三・〇%)、二位「人間関係がよくなかったため」(一〇・〇%)、三位「結婚、子育てのため」(八・五%)、四位「健康上の理由で勤務先の仕事を続けられなかったため」(七%)となっています。

これらの理由を見て、仕事はがまんして覚えるもので、自分に合わないとか人間関係が悪い

とかですぐに会社を辞めるのは、最近の若者の忍耐力が低いのではないか、そもそも仕事に対する考え方が甘いから離職が多いのではないか、という声も聞こえてきそうです。

では、そもそも若者は何を一番大事な価値観だと思って就職したのでしょうか。株式会社マイナビの『二〇一八年卒マイナビ大学生就職意識調査』では、若者の就職に関する価値観は次のようになっています。

1　楽しく働きたい（二九・七%）
2　自分の仕事と生活を両立させたい（二六・二%）
3　人のためになる仕事をしたい（一六・一%）
4　自分の夢のために働きたい（一一%）
5　プライドのもてる仕事をしたい（六・六%）
6　社会貢献をしたい（六%）
7　出世したい（一・一%）
8　お金さえあればいい（〇%）

このアンケートからは、出世したいとかお金さえあればいいという、いい加減な考えで就職した若者は一％くらいで、ほとんどの若者はちゃんとしたまともな考え方をもって就職していることが分かります。それならなぜ、考え方はちゃんとしているのに、多くの若者がすぐに会社を辞めてしまうのでしょうか。

私は、以前から企業でセミナーやカウンセリングを行い、脳活用度診断テストで彼らの現状を解析してきました。そこで強く感じるのは、若者が学生時代と違って仕事という厳しい現実に直面し強いストレスを感じたときに、彼らを救い、現実を乗り越えることで自信をつけさせて育てる人、つまりレベルの高い女性性脳をもっている先輩や上司が周囲にいないということです。そのため、若者は出口が見えなくなり、それが会社を辞めてしまう大きな原因となっているのではないでしょうか。

若者が離職した理由の一位「仕事が自分に合わなかったため」、二位「人間関係がよくなかったため」、四位「健康上の理由で勤務先の仕事を続けられなかったため」など、こうした状況がなぜ起こるのでしょうか。

就職したての若者は、当然のごとく未熟です。彼らが就職して必ず感じるストレスに対して、それを乗り越えさせ、脳を成長させようという温かい気持ちをもった、つまりレベルの高い女性性脳をもった先輩や上司がかつての日本企業にはいました。

しかし、今の企業にはそんな上司がほとんどいません。これが今の企業風土の本質的な問題であり、そのため新入社員が「仕事が合わない」とか「人間関係が悪い」、と感じるようになり、「健康を害する」ようになったと私は感じています。

今の日本企業は、米国式の短期的な数字を追いかける傾向が強くなり、中高年社員にも大きなストレスとなっています。

生活習慣病が中高年に増加している一因が、このような仕事上の理由で強いストレスを受けていることに起因していることは間違いないでしょう。

脳活用度診断テストでビジネスマンのストレスを改善

現在の企業は、若年者も中高年者もストレスにどう対処するかが大きな課題となっています。彼らがストレスを乗り越えて一人ひとりが成長するには、個人にまかせるのではなく、企業全体で取り組むべき重要な問題だと思います。

なぜならば、企業が長期的に成長していくには、社員を大切に育てることであり、全社員がストレスを乗り越えて生き生きと働くことが重要だからです。もちろん、企業もそれを感じてさまざまな試みをしているようですが、私が現場を見たところ、あまり効果的には感じられません。それなら、どうすれば企業はいい方向に向かうことができるのでしょうか。

私は、ストレスを感じるのは脳ですから、脳からアプローチすることが、本質的な解決策になると思っています。

脳から見ると、今の企業の方向は男性性脳に傾き過ぎています。これがストレスを生み出す本質的な要因だと思います。そのためには、レベルの高い女性性脳の使い方ができるような社員を多く育てることが、ストレスの改善には必要だと思います。

私はその方法として、脳活用度診断テストという脳の使い方が分かるテストをつくり、企業でそれを使ったカウンセリング、セミナーを行ってきました。

このテストは、受けた人が、現在どのような脳の使い方をしているのかが一目瞭然に分かるので、その人が感じているストレスの程度、その原因、解決への道筋がすぐに分かるようになっています。

最近私たちが経験したケースでは、仕事を辞めてうつ状態になり、家に引きこもって心療内科で薬をもらっても悪くなる一方だったある若者が、脳活用度診断テストを使ったカウンセリングを受けることで、たった四カ月で劇的に症状が改善し、今は再就職して元気に働いているという例があります。

仕事をしている人のストレスを脳から解析し、それに対し、このテストを用いて適切な処方箋を脳科学的に出すことは、ストレスを乗り越えるための非常に有効な方法です。今後、多くの企業人をストレスから救い、その結果、多くの人がレベルの高い女性性脳をもつようになることでしょう。そのことで、多くの人が、ストレスがあってもますます成長して、幸せな気持ちで仕事に取り組めるようになっていくと信じています。

幸せになるための脳の使い方

最後に、今、幸福感をあまり感じていない多くの人たちが、今後どうすれば幸せになるかについてお話ししたいと思います。

歴史的にみて、日本は江戸時代まで女性性脳主体の国でしたが、明治以降、欧米の文化が流入し、次第に男性性脳に傾いたと思っています。

もちろん、欧米の男性性脳主体の国々に対抗して、彼らが日本を植民地にしようとしたことを防ぐために、日本が明治以降に急ピッチで男性性脳の方向に進んだのは、ある面仕方がなかったと思います。しかし、それもそろそろ限界にきていると感じます。

日本は物質的には豊かになりましたが、一方で、引きこもり、多発する陰惨な事件、低所得者の増加など、社会全体のエネルギーが落ちていることは否めません。

幸福感を感じていない人が、特に男性に増加していることも、この国が足元から揺らいでいるような不安感、閉塞感を多くの人が感じている表われではないでしょうか。

私はそれを解決する最良の方法が、日本人の脳の使い方を改善することだと考えています。それは、レベルの高い女性性脳をもつ方向に、男も女も向かうことだと思います。

今、そのような動きが少しずつ日本にも出てきたように感じます。

私は、篠浦塾という質の高い医療・健康情報を発信して、医療をよくしていこうという集団を主催してきました。篠浦塾は設立後三年経ち、男女を問わず、多くのレベルの高い女性性脳をもった人たちが集まってきました。そのような人たちがやがて大きなうねりとなって、日本を底辺から変えていくのではないかと期待しています。

レベルの高い女性性脳をもった人たちが本当の幸福を感じるのは、同じ志をもった人たちが集団をつくり、日本を少しでもよくしようという共通の意思をもって、活動することだと思います。こうした集団は、幸福感が行動の原動力になっているので、今後も勢いを増していくことでしょう。

私は、これから医療のみならず、各分野でそのような意識変革の動きが出てくる歴史的な転換点にさしかかっていると思います。紆余曲折はあるでしょうが、日本はレベルの高い女性性脳をもった人たちの活動を土台にして、再生に向かい、社会に貢献していくと信じています。

今からできる「女性性脳」の育て方

本書では、過酷な病気や困難な状況を乗り越え、レベルの高い女性性脳をもつようになった女性たちの実例や、男女問わずすぐれた女性性脳の持ち主である歴史上の人物たちの話を紹介してきました。

そこに共通するのは、どのような辛く苦しい状況も受け入れ、むしろその困難な状況を乗り越えることを楽しみ、感謝さえしていることでした。さらに、自分自身の苦しみを克服しても、その体験を自分の中だけで終わらせないで、同じような苦しみの淵に立つ人々を救うために、ひと肌脱ごうとしている人ばかりでした。

自分の知見を広く社会のために役立たせようと、奮励努力している真摯な姿――そこに、女性性脳の素晴らしさの本質があるように思います。

これまで述べてきたように、女性性脳とは、慈愛と母性に溢れた感性であり、生命力、コミュニケーション力、現場力、直観力など、優れた脳の使い方の総体だといえます。これらは、かつて日本人がもっていた特質であり、いわば日本人の強さの秘訣ともいえる脳の特性だと言っていいでしょう。

私たちは生きる上で、立場は違っても、病気や災害、仕事や家族の問題等、困難な場面と向き合わなければならないことがあります。そして最近、新型コロナウイルス感染の問題という未曽有の事態が起こりました。

しかし、私たちはどのような困難に遭遇しても、日本人の強みである女性性脳を発揮して、困難を乗り越え、生きていかなければなりません。

心を強くし、これからの日本人の幸福度を上げるためにも、一人でも多くの女性性脳をもった人が、世の中に増えていくことが重要だと思います。それには、レベルの高い女性性脳をもった人たちの集団ができて、その人たちがそれぞれの分野で力を発揮することが望まれます。そして同時に、市井に生きる一人ひとりが、女性性脳を育むような生き方をしていくことも重要です。

最後に、私たち一人ひとりが女性性脳を養うために、今日からできる心の持ち方や生き方のポイントをまとめてみました。

「女性性脳」の育て方

- どんな状況でも、まずすべてを受け入れる。そこから解決策を考える。
- つらいときにこそ、「自分を愛すること」「自分を大切にすること」が必要である。
- 過去や未来よりも、現実重視の「現場力」を発揮する。
- 右脳の「直感力」「共感力」を基本に、左脳の合理性も駆使して困難を乗り越える。
- 刀を抜かずに戦いに勝つ！　コミュニケーション力という武器を持つ。
- 家族と自分の健康は幸せな食卓から。身体にいい食事をバランスよく摂る。
- 自然を愛し、自然の中で過ごす時間を大切にする。
- 見えない世界、魂のことを大切に考え、魂の声にそった生き方をする。
- 女性性脳で仕事をすれば、モノはもっと売れる。人は動いてくれる。

第5章　座談会「危機を乗り越える脳——女性性脳の時代に向けて」

（出席者）

篠浦伸禎
石川真理子 一九六六年東京都生まれ。フリーライター。一二歳まで米沢藩士の末裔である祖母中心の家で厳しくも愛情豊かに育つ。著書に『今も生きる「武士道」』講談社＋α新書、『新島八重　武家の女はまつげを濡らさない』ＰＨＰ研究所、『女子の武士道』致知出版社、『女子の教養《たしなみ》』致知出版社、一ノ世真理子筆名で『心をたがやす言の葉帖』刷新版 Kindle版、他。
善本考香 一九七一年山口県岩国市生まれ。特定非営利活動法人「Ｓｍｉｌｅ　Ｇｉｒｌｓ」代表。一般社団法人日本医療コーディネーター協会（ＪＰＭＣＡ）パートナー。二〇一一年に子宮頸がんが見つかり、転移・再発を繰り返すが、二〇一三年に全治療を終了。生存率ゼロ％から根治し、現在に至る。（詳しくは3章に掲載）

レベルの高い「女性性脳」をもつ二人の共通点は？

篠浦　本日はお集まりいただいてありがとうございます。私は今後の日本人の幸せを追求していく上で、「女性性脳」がキーワードになるのではないかと思っています。石川さんも善本さんも、女性性脳をレベル高い次元で体現されている方たちなので、ぜひお二人に語っていただきたかったのです。まず石川さんですが、石川真理子さんの著書

『女子の武士道』は、示唆に富んだ素晴らしい本で、本書の中でもたびたび紹介しました。あの本の副題は、「武士の娘だった祖母の言葉五十五」でしたが、石川さんは、本物の武家のしつけを受けたおばあ様から、直截に生き方を学べたのは幸運でしたね。

石川　そうですね。私の曽祖父は米沢藩士の家に生まれ、明治維新を経験しました。その娘であった祖母とは、私が一二歳になるまで同じ屋敷で暮らしました。私は大家族の中で最年少でしたから可愛がられていたと思います。祖母はいつも家族の中心にいて、近寄りがたい存在でもあったのですが、私は年中祖母の部屋を訪れては、祖母の話を聞いていたものです。明治二二年に生まれた祖母は、厳格な武家のしつけを受け、明治・大正・昭和の激動の時代を生き抜いたのです。その間には、関東大震災、世界大恐慌、そして第二次世界大戦で嫡男を亡くすという経験もしました。祖母の人生は荒波の連続でしたが、明るさを失うことはなかった。それが武士道であり、武家の娘の矜持であったことを、私は大人になって知りました。

篠浦　私は武士道の精神というのは、まさにレベルの高い女性性脳だと考えています。たとえば、公のために命をかけて働いた吉田松陰や乃木大将の生きざまを見ても、その思いを強くします。武家の女子のしつけというものがどういうものであったのか、それがどのように女性性脳を成熟させたのか興味深いですね。しつけといえば、善本さんのご実家も由緒あるお寺さんということで、しつけは厳しかったのではないですか。

善本　はい、わが家も厳しかったです。

篠浦　そういう点でも、お二人は共通していて、おそらく通じるところがあるのではないでしょうか。

善本　たしかにありますね。私も小さいころから礼儀作法とか厳しく教えられました。食事の時は音をたてたらだめだとか。父が食べはじめるまで、子供たちは食べてはいけないとか。父が家に帰ってきたら「お帰りなさい」、朝夕の「おはようございます」「おやすみなさい」とか、ちゃんと敬語で話すようにしていました。

石川　善本さんのところは、うち以上にお厳しいと思いますね。なんだかんだいっても、私は祖母にとっては末孫なので、厳しい中にも、甘えたくなるような優しさも感じていましたから。でも今にしてみれば、厳しいしつけといっても、子供のときはそれが厳しいかどうかなんて、ちっとも分かりません。それが普通だと思っていましたから。

篠浦　何も分からない小さいときにちゃんとしつけをされた子供は、大人になったときに礼儀が自然に身についているから、むしろありがたいですよね。

石川　そうなんです。今の親御さんは、大人の親の考えで、厳しくしたらかわいそうだとか、子供を自由に育てたいとかいうけれど、むしろ小さいときにしつけたほうが、子供の方もよっぽど楽なんですよね。そういう意味で、最近の若い方はしんどい思いをしていいます。大人になってもまともなご挨拶ができないとか、お食事の仕方がちゃんとできないとか、たったそれだけのことで、やっぱり見る人はそういうところを見て判断しますからね。いろんなチャンスを逃しているなと思います。

まず自分を好きになることから始まる

篠浦　善本さんはがんとの大変な闘いの末に、病気を克服されましたね。途中でめげて心が折れてしまいそうになるところを、どうやって乗り越えられたのでしょうか。何が一番の原動力になったのか聞かせてください。

善本　とにかく、私は自分が大好きということにつきますね。大好きな自分とは、自分の魂のことです。外側の肉体に対して、本質である私の魂は死にたくないといっているのだから、人間としてやれる治療はすべてやっていこうと。もしそれでダメだったとしても、あきらめるというのではなく、すべてやりきることで、いい浄土を迎えられるだろうという気持ちもありました。だから、痛い思いも、いろんな思いもして、すべてやりつくそうと決めたのです。なぜなら自分が大好きだから。ただ単に自分を大切にしようと思っただけなんですよね。

篠浦　病気になるまでの生き方とくらべて、どんな変化を感じていらっしゃいますか。

善本　それまでの人生では、自分のことをあまり大切に思っていなかったですね。離婚したこともあって、自分の人生に自暴自棄になったりしたこともありました。最悪のときは、娘がいることさえわずらわしく感じたりして……。でも子供はやっぱり大切だし、ものすごく愛情もありました。そんな私でしたが、がんをきっかけに、人生をやりなおせると思いました。もちろん、すぐには思えなかったけれど。再発・転移を繰り返して、東京に出なければいけないと直感的に思ったときに、「あっ、これからががんとの闘いなんだ！」と思いました。がんから逃げることをやめて闘うことにしたのです。結局、娘を地元に置いて一人で東京に出たのですけど、このとき思ったのは「命って孤独、人生って孤独からの始まりなんだ」ということでした。がんの末期になって、家族を全員置いて東京に出たときは、友だちも誰もいなかったし、これからが本当の闘いだと思いましたね。

篠浦　一人だけの孤独な闘いを覚悟されたのですね。

善本　そうですね。とどのつまり、人生ってすべて一人じゃないですか。生まれるのも一人、死ぬのも一人。窮地に立たされた時点で、助けてくれる人はいるかもしれないけど、決めるのは自分なんですよね。崖っぷちでどう動くか、誰に押されたのでもない、自分が前を進まなければならないのだと、それは孤独の中で分かりましたね。まあ愚痴は言ってましたけど、それは言っていいと思うんですよね、愚痴も弱音も。ただ自分がどう生きるかというときに、自分を外側から見ている自分というのがありましたね。肉体をもらってこの世に生まれてきたことを考えれば、最善をつくして、自分の魂を光らせていくことが、自分の使命なのだと感じました。これは神様からの試練なのだなと。そんな自分を大好きでいることだけを、ずっと心がけていましたね。

篠浦　それは大事なことなのですね。自分を好きでないと、つらい治療を耐えたり、前に進めないかもしれませんね。

善本　どんな醜くて弱い自分でも好きでいることですね。それでもやっぱり、自分を愛しているのだと。ですから、しょっちゅう私は自分の体を抱きしめていました。だれも抱きしめてくれなくても、私は自分を抱きしめてあげるのだと思って。

石川　善本さんのお話を伺っていると、それは普通はいろんな修行を重ねたあげく到達する悟りの境地なのでしょうね。お坊さんだったら、たぶん自分のことが大好きだからとかは、おっしゃらないでしょうけど。悟りというのは、本当の自分を知ることだと思います。禅でいうと真我。自分の命、本当の自分というものと出会って、それを好きになるということですが、善本さんはそこに到達されたのですね。

善本　キャンサーギフト（がんになって得たもの）とよくいいますが、私はむしろ、それをもらったのじゃなくて、自分で取りにいったと思っています。キャンサーギフトとして、チャンスはもらったけど、その宝物をどう転がしていくかは自分自身の問題なので、ギフトをどう使うべきか、たぶん私は直感で分かったというところはあります。やはり自分を愛してる人のほうが、そうでない人よりも直観力は働くと思いますね。

石川　それは、病気とか災害とか、どんな困難であっても、現実を受け入れるということですね。何もかも、なす術もなく手放しで全部受け入れる、そして、やれることはやりつくして、あとは天にお任せする。それしかないのですよね。自分はもうあきらめるということ。あきらめるというと、今は違う意味に使われているけど、仏教では、あきらめるとは、真理を明らかにするということなんです。生まれてからの人生経験って、なにか真理に到達するための助走みたいなものという感じがありますね。

善本　まさしくそうだなと思います。私はあんまり仏教の言葉を知らなくて。自分の言葉で表現するしかできませんが、治療するということは受容することだと思います。そこからスタートすることですよね。神道、仏教、キリスト教、どの宗教でも受容は必要なことで、まず受け入れることから始めなければいけませんから。

かつての日本女性は、家の中心で実権をもっていた

石川　女性の実力という点でいうと、なかなか歴史がちゃんと伝わってないと思います。意外に思われるかもしれませんが、古代日本は男女平等だったのですよね。今、夫婦別姓が論議されてますが、そもそもかつては夫婦別姓だったのです。中世でも、日本の女性は相続権があった。日本の総国分尼寺であった奈良の法華寺は、聖武天皇の妻であった光明皇后が、お父さんの藤原不比等から相続したものなんです。鎌倉時代にも、女たちが実権をもっていました。当時の女性は、実家の財産が後ろ盾としてあったので嫁ぎ先でも強かった。尼将軍の北条正子も、頼朝に対して強い立場でした。むしろ明治以降ですね、女性の立場が弱くなったのは。近代化と称し、西洋のキリスト教的

な考えに追随して、明治政府の勘違いで制度を導入したから、男尊女卑の社会になったのです。女性がどんどんしばりつけられるようになったわけですよね。江戸時代までは、女性に経済力はあったし、実権ももっていました。だからこそ男の人を立てることもできたわけです。

善本　女性が自分というものをもっていたから、男性を立てることもできたのでしょうね。昔から男は一家の大黒柱といいますが、女性が豊かな家庭をつくっていかなければ、大黒柱も立たない。本当は女性がしっかりしているからうまくいくのです。女性がしっかりするということは、直感力をうまく使うことだと思います。そういう感性が失われていくことは、子供たちにも不幸だと思います。

石川　女性はちゃんと自分をもっていて、財産権もあったのです。ましてや子供を残すのは女性。男の人は仕事しか自己実現できないとしたら、ずいぶん儚いですよね。そういうことを分かっていたのが、かつての女性だったのだと思うんです。

篠浦　日本人の脳の特性って、自然に近いというか、自然そのものなんです。日本以外の国々は、経典とか、共産主義などの原理があって、それは左脳の世界なんですよ。言語化していくことは必要ですが、日本人は自然を大切にする右脳主体の民族です。その点で女性自体が右脳的ですし、生命力が強い。女性は生命をつなぐ存在ですから、言語化より現実のほうが上なんです。現実をすべて受け入れるのは、女性の特性だし、生命力も強い。生命力は波動だから、波動を感じる力が女性にはあるのでしょうね。

石川　直観力というのは、高次元のところにいる魂の自分が感じるものだと思います。その本当の自分にスイッチが入ったときに発揮できる力なんですね。関東大震災のとき、住職の尼僧が火事場のバカ力で、江戸時代から続く大切な御簾《みす》を担いで逃げたといいます。それが高次元の自分とつながったときの力。そうでなければ女性は子供なんて産めないと思います。

善本　高次元の自分にスイッチが入ったときというのは、脳科学的にいうと、どういう状態なのですか。

篠浦　私は視床下部に魂があると考えていて、視床下部の魂が向こうの世界というか高次元の世界と共振しているのではないかと思っています。本当の幸福感ってそういうときだと思います。しかし、今は本当の幸福感が感じられない時代なのは残念です。特に男性にないのが。

魂の声に沿って生きること

篠浦　武士道について私が興味あるのは、武士の教育って厳しいじゃないですか。それって、具体的にどういう厳しさなのでしょうか。石川さんの家ではどんな感じでしたか。

石川　自分を律することが一番の教育ですね。我を去るということにつきるのではないでしょうか。でも、ものすごく愛情深いものでもあります。私も父から叱られたことがないんですけど、叱るときに大声は必要ない。ひと言「そうではございませんよ」と静かに言うのです。私はよく、背中が丸まらないように姿勢を正しくすることとか、どんな不愉快なことがあっても、不愉快そうな顔をしてはいけないと教えられました。お返事は「はい」とひと言。食事の時も、お箸をきちんと持っていただく。そうはいっても子供ですから、知らないうちに背中が丸まっている。すると、母から鏡見てきてごらんなさい。「お背中丸まってますよ」と言われ、そのたびに正す。それを繰り返しているうちに、私も注意されたくないので、だんだん、もう一人の自分が出てきて、自分で自分を見てる状態になります。これは瞑想・坐禅と同じ境地ですね。「あ、私背中が丸まってる、不愉快そうな顔してる」と気づくのです。

善本　叱られたからやるのではなく、自分で自分を律するようになるわけですね。

石川　はい。礼儀作法というのは、自分より周りの人を先んじるためにあるのです。最初は、自分本位に、自分が不愉快だから自分を正すのだと思います。それが周りに伝わって、それがまた自分に返ってくる。どんなときにも明るくふるまうと、周りの人も気分がいいですからね。あの子はいい子だね、と言われるようになります。それは必ず自分に返ってくるのです。だから、自分を律すると、だれでも幸せになれると思います。親は、子供に幸せになってほしいから、そういうことを教えるのだと思います。

篠浦　脳の使い方でいえば、左脳は相手より自分を上にするように働きます。ところが、右脳は相手を上にするように働きます。そうすると、おのずと関係性が強くなって幸福になるわけです。幸福感は関係性だと思いますから。

石川　それは、自他一如の考えですね。自分も他人も一緒じゃないかと、そういう気持ちを突き詰めていくと、「世のため、人のため」という言葉も出てこなくなると思います。私にいわせると、世のためとか、利他の精神とか、それをいうこと自体が、「我《が》」なんですよね。別に自分のために生きていいのではないかと思います。自分が生きていくことが、自然に人のためにもなり、世のためになるのですよね。だからこそ、自分が大好きで、自分がかわいいから生きていくことになる。むしろ、世のためとかいってる間は、まだ「我」から出ていないのです。これはいちばんよくないことです。私はこれだけやってるのに、うまくいかないとなると、苦しくなります。

善本　私もそれは常々思っています。患者会で、あなたは誰のために治療をやってるのかと聞くと、家族のためとかいうんです。でも、それは違います。まず自分のためだから、家族のために生きるのじゃなく、自分が生きることが家族のためになるのです。そういうふうに考え方を変えていかないと、がんと闘えないですよ。

石川　それは自己犠牲とは違います。お腹が痛いときでも、背筋をまっすぐにするのは、根本的に自分を大事にしているだけだし、自分が大好きだからやるのです。まず、自分を幸せにして、その幸福感がコップの水のように溢れた分が人を幸せにするんです。でなければ何事も、「してやってる」となります。究極の放漫な我になるでしょうね。

篠浦　本当の幸福というと、自分の扁桃体・報酬系を満足させることと勘違いしてる人が多いですね。それは単なる欲望充足でしかなくて、周りを幸せにするところまでいかないでしょう。武士道の精神とは違いますね。

武士道に見るレベルの高い「女性性脳」

石川　明治三二年に新渡戸稲造が英文で『武士道』を発表すると、世界的な大反響を巻き起こしました。当時、西洋文明が行き詰まり、その解決策として武士道に世界中が注目したわけです。それで、明治末期の歌人・下田歌子が、この尊い武士道精神は外に求めても得られないもの、だから私たち日本人はそれをもっと大切にして、日本人こそがそれをけん引していかなくてはいけないと言っているんです。令和の御代代わりの現在も、全く同じことがいえるのではないかと私は思っています。ほんとに日本人は、自分のもっている宝に気づいていないのですよね。

篠浦　私もそう思います。全てにわたって、日本人はいいものをもってるのに、それが失われていると危惧しています。日本人が本来もっている優れた女性性脳は、その最たるものです。そこはちょっと欧米的な方法論も取り入れて、分かりやすく伝えていかなくてはいけない。今回のテーマも、僕には答えは見えているわけです。世の中、食にしてもなんにしても、めちゃくちゃになっている、じゃあどうするのかとなって、その答えはおそらく、女性性脳の魂の高いレベルの人たちが集団をつくって、そこから周りを変えていくことだと思っています。それもいろんな分野でね。それはもちろん、男でもいいわけです、女性性脳をもっていれば。そういうことを認識することが、今は大事なのかなと思っています。魂から結果を出すことが大事で、本質を間違えてはいけない。それには男性も参加していかないといけません。つまり女性性脳をもった男性たちも参加していかないとうまくいかないのではないかと思っています。そのために、僕は篠浦塾でいろいろやっているわけです。

善本　女性性をもつことが大切だというと、それは女性だけのことで、男性は関係ないと考える人もいるでしょうね。でも、そういうことではなくて、男性も女性も、一人の人間の中に、女性性と男性性があるということですよね。だれでも、自分の中の女性性をみがいてレベルを上げないといけない、ということだと理解しているのですが。

篠浦　そうそう。男も自分の中の女性性を出すべきだと思うんです。女性性の魅力を再認識することが大事なのですよ。吉田松陰にしても乃木希典にしても女性的ですよ、はっきりいって、二人とも感性が豊かで右脳のレベルが高い人たちだから高度な女性性脳の持ち主なんですよ。そういう人間の方が、世の中を動かすんです。

石川　一般的に、武士というと勇猛果敢に雄々しく戦うイメージがありますよね。でも、それだけでは、すぐ死んでしまいます。そうではなくて、現実を受け入れて、知恵を絞って生きていくということが必要なんです。本当の武将というのはそうでしたから。たとえば、上杉謙信もすごく女性的だと思いますし、上杉鷹山も母性的な人ですね。上杉鷹山はもともと侍になりたくなくて出家してしまった。それを出家だけは勘弁してくれといわれて、連れ戻されたわけです。それくらい慈悲深く愛に満ちた人だったのです。

武士道は死ぬことではなく、生きることであった

石川　言っておきたいのは、勇猛果敢な死を美化する風潮は明治時代からなんです。
　普通に考えたら、もし私が指揮官として部隊を率いていたら、そんなにやたら死なれたら困ります。頼むから生きていてくれと思うでしょう。戦闘を続けるには部隊の人数が減ったら困るのだから。実はこれが本当の武士道なんですよ。「武士道とは生きることと見つけたり」です。武士道の本質は慈悲であり、愛なのです。だから、指揮官は母親的な愛情で部下を取りまとめていく上で、いかに部下を死なせない戦い方をするかを考えたのです。これが本当の武将です。その点、謙信公は女性的だったか

ら強かったのだし、伊達政宗にしたって、その仇敵の武田信玄だってそうです。

女性的なところがあったからこそ、勝ち抜いてきたのです。武士道を単なる勇猛果敢な男の世界みたいにしてしまったのが明治以降の日本陸軍で、武士道の誤解がここから生じています。私にいわせれば大東亜戦争で死ねという命令はありません。なのに、なんの疑いもなく死地に追いやることができてしまったのは、明治以降の近代化の中で歪められた武士道の解釈があったからだと思っています。ですから、ここは誤解しちゃいけないところなのです。やはり、武士道は母の心・慈悲の心ですね。そうでなければ、強い部隊などできるはずがないですよ。

篠浦　おそらく本当に母親的で慈悲深い女性性脳をもっていた武将は、現実的で合理的な戦い方ができたと思いますよ。女性性脳の武田軍とか上杉軍は、男性性脳の織田信長率いる軍より強かったのではないかと思いますね。

石川　そうですよね。敵に塩を送るとか、戦さのあとで敵ながらあっぱれと讃えるとか、そういう戦い方をするということが、どこまでも堂々と公平ですよね。

善本　最近、ラグビーの人気が高まっていますが、戦いのあとにお互いの健闘を讃えあうノーサイドの精神にも通じますね。公平で気品ある態度、そういうことが日本人の心情にフィットしてるのではないかと思いますね。

「女性性脳」で賢く戦いに勝つ

石川　明治までかろうじて受け継がれてきた伝統ではありますが、日本で一番偉いのは「おかあさん」だったと思います。私の家でも、祖母のいうことは鶴のひと声で、それだけ権威がありましたね。それでよかったのです。

善本　分かります。それは母親に知恵があったからです。その判断力が素晴らしいからでしょうね。

篠浦　それが現場力。リアリズムなんですよ。日本人は現場で強い人が尊重される。だれが家の中心か、家族も分かっている。リアリズムで生きているのが女性なんです。

石川　たしかに、祖母が何をやっていたかというと、家を守っていたんですね。家族一族郎党をきちっと管理していたのです。奥で管理していたから奥と呼ばれた。それで男の人は安心して外に出て行けたのだと思います。

篠浦　今なぜ、特に男が幸福感を感じられないようになってしまったのかと考えると、今までの日本は、隣りの人より勝とう、相手を出し抜いて勝とうとするような競争社会だったから、出世したらそこで終わり。でもこれじゃあ幸せじゃないですよ。エリートほど、何のために人を出し抜いてここまで来たのかとむなしくなる。残念ながら男は、競争とか戦争がないと、シャキッとできないのです。その点、女性の方がレベルが高い。もちろん女性だってレベルの低い人もいて、それも大問題だけど、男性性の原理だけでは、女性性脳にはかなわない。女性性脳は現実の問題を解決する力がすごいから、私は男たちよ女性性を学びなさいといいたいわけです。やっぱり社会は戦いはあるから、戦争がなければ経済で戦うわけです。だったら、これからはおべっか使って生き残るより、女性性脳を使って賢く戦いに勝てばいいのです。

善本　女性性脳は、目の前にある問題を解決する能力ですからね。

篠浦　その意味で、男でも女でも優れた女性性脳のある、まあ実際は女性の方が多いのだけど、そういう人たちが組織をつくって、世の中を下から変えていけばいい、それしかないと思います。たとえばダメな病院には行かなきゃいい。そうすればつぶれるだけだから。医者も患者も、ちゃんと賢くやりましょう。僕もがんばって、今までやったことのない新しい医療を提案したりするけど、最近は病院も分かって取り入れてくれるんですよ。

善本　そういう先生が増えてくれたら患者としては嬉しいですね。そのために、一般の人も賢くなって、医療を勉強しなければ。勉強ができるとかできないじゃなく、真実を見きわめる賢さといいますか。

篠浦　それが、現場の賢さですよ。

善本　そうやっていると、人が人を紹介してくれるわけです。がん患者だからといって、泣いて頼んでもダメですよ。泣いていてもだめ。私が考えたのは、先生方は患者が泣いたら、たぶんめんどくさいだろうなと思いました。先生方は泣き顔なんて見慣れてるでしょうから、私は苦しいときほど笑っておけばいいかと思ったのです。先生方が、患者のこの笑顔はたやしたくないな、と思ってもらえる笑顔でいようと思ったんですね。そうしていくと、その先生が新しい治療を考えてくれたり、この人を紹介しようとなるわけじゃないですか。私はそれで可能性が広がったのです。

石川　やっぱり笑うって大事なことなのですね。

善本　そう、患者会でも、患者さんの泣き顔なんて先生は見慣れてるから、笑ってごらんって。笑って、何かできることありませんかって聞くように勧めます。そういう考えが広がっていけば、いろんな方法も広がっていきますから。

篠浦　医者を信じるけど、同時に疑うってことでしょうね。信じるのは右脳、人間関係ですよ。疑うというのは、それは左脳なんですよ。だから右脳が上等なんです。医者もいろいろやろうと考えるし、そこでいろんな能力が発揮される。これって、結婚もそうじゃないかな。信じるけど疑うということ大事ですよね。

善本　女性はだれでも、スイッチを見つけるのが上手だと思うんです。人を上手に動かすスイッチといいますか。言い方は悪いけど、お医者さんて実は単純なんですよ。分かりあうために、この先生は感情じゃなく、もう少し理論的なほうがいいのだとか、五分くらいしゃべってると、この先生とはこうすればコミュニケーションがとりやすいと分かってきます。ほめるポイントとか、たとえば先生の出身地や、お祭りの話とか、学会の論文などもリサーチしておくわけです。そうして、先生方が喜んでくれるスイッチを見きわめて、それを押すのです。そうすると、先生はふだんやらない治療もやってみようと思ってくれる。それがもしうまくいけば、先生にしても、いわゆる現場主義のエビデンスができるわけです。そうすると、また同じような患者さんに、それをあてはめればいいわけだから。

石川　先生のほうにも治療上のメリットがあるわけですね。

善本　患者さんにも、助けてくださいなんて言っちゃだめだと言っています。だって、命なんて誰も助かる保証なんてない。だから、協力してくださいって言うんだよと。助けてください、いや助かりませんじゃいやですから。それも患者さんに言いたいですね。

石川　医者任せじゃなく、自分を主体にしてやらないといけないということでしょうね。結局、お医者さんもそうだけど、自分の話を聞いてくれると嬉しいし、だれでもそういうところありますよね。

善本　私ね、それがもっと一般の女性も身につけてほしい知恵だと思うんですよ。なんか、それを相手に迎合してるとか、ゆずっているみたいに勘違いしてる人がいるんですけど、ゆずるならゆずるでもいいのです。私は、ゆずることほど前進するということはないと思っていて、一歩引くっていうあり方は、逆に前に進むことなんですよね。

豊かな自然が「女性性脳」を育む

篠浦　僕は、女性性脳というのは、日本人の強みというか、日本人ならではの素晴らしい脳の使い方だと思います。日本社会が元気をなくしているいまこそ、もっと女性性脳を意識した生き方を提唱していきたいのです。女性性脳を高める生き方ってどういうものだと思いますか。

石川　武士道でいうと、美しい生き方ということでしょうね。醜い生き方というのは武士道ではない。武士道って美なんです。正しいか間違っているかじゃなくて、いかに美しいかなんですね。私自身、意地でも譲れないのは、私は絶対美しくありたいということ。私の中の美の価値観に照らして、美しくない自分は許せないのです。たとえば、つらい目にあったからといって、ギャーと泣き叫ぶようなことは醜いからぜったいしたくない、文句ばかり、愚痴ばかり言っているのも醜いですよね。もちろん一人でいるときは文句も言ってもいいし、私だって言います。でも、いつもスーと一本筋が通った姿勢というか、天とつながってる自分、私はちゃんと立っていますという、その姿を意識しています。それを自分の言葉にも乗せていきたいと思っています。

善本　一人ひとりの美意識って大事だと思いますね。何が自分にとって美しいかということですよね。石川さんが、背筋が伸びたご自分の姿とおっしゃいましたが、そういう自分をイメージできていることが大事なのですよね。

石川　今は何が美しいということなのか、真の美しさというものを知らない人が増えているから、イメージが難しいということもありますね。美しさとは何かという、そこからの学びが必要になってきますね。それは、表面の美しさを超えた、魂で感じる三次元的な美だと思います。

篠浦　美というものの本質を教える人が必要です。一つは日本の自然でしょうね。たとえば、イギリスのグラスゴーの住民の平均寿命はいまだに五〇歳台と短いんです。その理由が、グラスゴーは工業都市で自然があまりないので、住民が精神疾患などの病気になりやすくて、早死にが多いそうです。第二次世界大戦の時、川端康成が昭和一八年に灯火管制で真っ暗になった街を見て、初めて美に気がついたといっていますが、これは扁桃体・報酬系を抑える文化だと思いますね。日本は、抑制の中に美を見出す文化ですね。反対に、欧米は扁桃体・報酬系を刺激する文化だと思います。私はアメリカの映画も好きだし、アメリカに三年間いて、あの国は好きなんだけど、唯一ダメだったのは、アメリカ人の美学でしたね。どこにいっても、これは素晴らしいだろうと自己アピールするんですよ、これでもかというくらいに。それも分かるんだけど、その美学って、私にはちょっと耐えられないと思いましたね。

石川　日本人はそういうふうにはならないですよ。欧米と価値観が違うのです。女性の地位についても、国連から男尊女卑だといわれても反論もできないけれど、それは勉強不足なんです。日本はかつては夫婦別姓だったし、男女平等でした。女性が一歩引くあり方というより本当に対等で、それが江戸時代まで続いていたわけです。

女性というものがものすごく尊ばれていたし、力をもっていたことが、史実として立証できます。それがきちっと分かれば、女性が社会に出てお金や肩書を得たり、女性の管理職を増やすことが女性の地位向上だといわれても、日本の歴史上では、そんな基準で女性を計っていなかっただけのことだと分かります。私にいわせると、そんなうわべのことで女性の価値を判断されたくないと思いますね。

篠浦　男尊女卑といういい方は、単なる左脳の中だけの基準で、男女を戦わせようとしているからそうなるので、本来日本は女性のほうが上ですよ。永井道子という歴史作家が、江戸時代がもっと続いていたらよかったのにと言っていますね。江戸時代というのは、女性の地位が上がっていった時代だったけど、明治になって女性がダメになったのだと。実際は、西洋のほうがよっぽど大変でしょ。日本では奥さんが財布のひもを握っているけど、西洋では家計は男が管理している。これは大きな違いですよ。

石川　日本では人間も自然の一部だと考えますよね。一方キリスト教的な見方によると、自然と人間は対立関係にあって、自然は神が人間のためにつくったのだから、人間の支配下にあると考えます。だから人間がイニシアチブを握って、庭ひとつとっても全部造り込むじゃないですか、でも日本は自然の一部を再現しようとしますよね。日本の作庭とは大きな違いです。

篠浦　それを突き詰めていくと、人間だけが言語をもっていて、その言語が問題なんですよ。言葉は左脳の機能で、人間が進歩するために必要ですが、それを発達させてから破壊が始まったのです。戦うために言葉を使ったら戦争になるけど、本来は言葉ってコミュニケーションですよね。だから右脳的に使うべきであるのに、西洋文化は左脳的に使ってきた。最初に言葉ありきで、教典とか聖書が生まれて、他の宗教を批判したり、否定したり、攻撃のために使った。言葉をそう使っちゃいけないと思います。進歩は大事なのですが、地球を破壊しているのも言葉なんだということは忘れてはいけないと思います。反対に、右脳は言葉がないので自然です。その点、女性は右脳主体だから、自然なのです。

善本　自然を尊び、自然と共存することが女性性の原点でもありますよね。

篠浦　自然への向き合い方にしても、西洋は戦いがベースなのだなと思います。そこは女性性と逆なのです。第2章でチンパンジーとボノボの話をしましたが、人間が言葉で、自分のエゴのために自然を破壊していったことが砂漠化を招いた、すると女性を奪い合うとか、食糧をめぐって戦いが起こる。自然が厳しくなったら男性社会になります。豊かな自然があって自然主体になると女性社会になる。これが生物の本質ですね。

「女性性脳」とは困難を乗り越える脳の使い方

善本　地球規模の大震災や水害などが起こっています。特に災害の多い日本の未来は、どうなっていくのでしょうか。

篠浦　災害は厳しい戦いであることは間違いありません。だけど戦う相手が人ではなくて、自然です。人が相手じゃなく自然が相手だと、みんなが一致団結して乗り越えるしかない。自然災害と国・人間同士の戦いは違います。自然が猛威をふるったり、破壊されたら、人間はとてもかなわないと思うようになります。だから、考え方もどんどん自然主体にならないといけないと思いますね。

善本　中東の砂漠の国などは、過酷な自然環境で紛争もたえませんね。

篠浦　それは言葉が主体の国だから、思考停止している。実はそのほうが脳は楽なんですよ。脳が甘えてるといいますか、交渉とか話し合いとかの努力もせず、自分の考え方や原理を押し通せば、思考停止と同じ。それは右脳主体の日本じゃ考えられないことです。

善本　東日本大震災では、人々が助け合うきっかけにもなりましたね。究極の状態に置かれた人間は協力し合えるものでしょうか。

篠浦　自然災害は特にそうですね。勝ち負けじゃないから、全て受け入れてやるしかない、それが女性性脳ということです。自然災害が多い島国、というのは日本の特徴ですね。日本は、それで強くなったのです。

石川　その自然ということと深く関係しているのが、日本人の死生観ですよね。武家の家でいちばん大事な教育というのは死生観の教育なんです。江戸時代には女の子は一四歳くらいまでに、男の子も元服の一四、五歳までに自害の仕方を教えられていたことが、文献に残っています。ということは、人は死ぬということをそれまでにちゃんと分かっていないとだめですよね。私は祖母から、人は死ぬんですよというようなことは一度も言われたことはないですけど、毎日お仏壇と神棚に手を合わせた後に、今日も命があって良かったね、とひょいと言われました。それで小学校一年生のとき、庭でふっと自分の手を見たときに、私は生きていると感じたのです。雷に打たれたような気がして、それが自分が死ぬということを知ったときでした。それからは、自分はいつ死ぬんだろうと思って怖くなりました。いつ死ぬか分からないから毎晩怖くて、明日かもしれないし、何十年後かもしれない。じゃあどうするのって思ったときに、一日一日生きるほかはないとさとりました。武家のしつけを受けた自分がいちばん人と違っているのはここだと思います。私は大病したとか、事故にあったとかの経験はないですけど、七歳でただならない衝撃を体験しました。人はある日突然死ぬかもしれないということ、そして、いざとなったら潔く死ぬということを教えられたのです。

善本　私は小さいころから、おじいちゃんにお葬式に連れていってもらいました。そのおじいちゃんが、魂は生き続けるのだよと教えてくれました。その言葉があったから、私が病気になったときにも病気を受け入れられたのだと思います。死というものは目の前にあるといっても、それはいつになるのか分からないので。一瞬一瞬を大切に生きて、その積み重ねが一日になり一カ月になるのだと思います。そんな先に何かあるかもしれないと思って、心配ばかりして人は生きていけません。じゃああなたは今日食べないのかっていうと、そんなことはないですよね。今、このときを楽しもうとしていれば、その積み重ねで満足できるものだという話を私はよくします。でもみなさん、死を架空のものとして考えているようですね。

石川　武士道ってなにかというと、一日を生きるしかないということです。私は講演でも、これが真理なんですとお伝えしています。「武士道は死ぬことと見つけたり」ではなく、生きることなのですね。そのためには人生をあきらめないことなんですよ。そこが出発なのだと思います。

篠浦　お二人には、それぞれの立場で培った考えや生き方を語っていただきました。そのお話の中に、レベルの高い女性性脳の神髄が詰まっていると思います。この機会に一人でも多くの方々に、女性性脳のすばらしさに目覚めてほしいと願っています。

第6章　特別寄稿　新型コロナウィルスに関する脳からの考察

今この文章を書いている時点（二〇二〇年五月二六日）で、日本を含めて世界中が新型コロナウィルスの猛威にさらされ続けています。日本や欧米はやや峠を越えた感じはありますが、ロシア、南米、アフリカはいまだに感染の峠を越えておらず、必ずくるであろう二次感染・三次感染の脅威も含めて、いまだに今後世界がどうなるのか見通しがたたない悲惨な状況になっています。

また、欧米や日本は峠を越えたといっても、経済活動を本格的に再開すれば新型コロナウィルスの感染が再燃するのは避けられず、かといって経済活動をしないと大量の失業者がでるのは火を見るよりもあきらかです。今後どのように我々が仕事や生活と向き合っていけばいいのか、正解が分からない状況といえるでしょう。そこで、このやっかいな新型コロナウィルスの問題点と、それを踏まえて我々は今後どうすればいいのか、その本質を脳から見て考察したいと思います。

まず世界の現状を脳から解析してみます。今はっきりしていることは、欧米の西側諸国とアジアをくらべると、人口当たりの新型コロナウィルスによる死亡者数は二桁違うという驚くべき事実です。

二〇二〇年五月二六日における人口一〇万人当たりの死亡者数は、欧米の西側諸国を高い順にならべると、ベルギー七八・九六人、スペイン五八・七五人、イタリア五二・二〇人、英国五〇・四六人、フランス四二・二七人、オランダ三三・六一人、米国二六・六一人となっています。一方、アジア諸国はそれにくらべて極端に少なく、日本〇・五六人、韓国〇・五一人、中国〇・三二人、インド〇・二〇人、タイ〇・〇八人、台湾〇・〇三人となっています。

(COVID-19 Dashboard by the Center for Systems Science and Engineering(CSSE)より)

なぜ文明の先進国である欧米の西側諸国がこれほどまでに死亡者が多いのでしょうか。実はこれは、約一〇〇年前に流行したスペイン風邪と真逆の結果なのです。私は、その大きな原因が、それらの国がもつ脳の使い方に関わっていると考えています。

結論からいいますと、欧米の西側諸国は歴史的にみて、男性性脳つまり左脳をより主体にして国を動かしてきたため、先進国になったかわりに、そのつけとして新型コロナウィルスの脅威に脆弱な構造になったということになります。

私の考える理由はこうです。死亡者の多い米国、英国、フランス、オランダ、イタリア、スペイン、ベルギーは、歴史的にいうと、大航海時代から第二次世界大戦まで、軍事力を背景にアジア、アフリカ、アメリカ大陸に植民地をつくって、そこから搾取することで経済が潤っていた国々です。つまり、国自体が力を背景にした左脳主体の男性性脳の歴史をもつ国家といっても過言ではありません。

それが、第二次大戦後、アジア、アフリカ、アメリカ大陸の諸国が独立することにより、その構図がくずれ、それぞれの国の中にかつての植民地から来た多くの移民をかかえ、彼らから搾取することで国の経済をまわすようになりました。

私は、一九九〇年代半ばの三年間米国に住んでいましたが、日本と違って貧富の差が激しく、特に黒人が町中にある貧民街に固まって住んでいて、治安が悪く、そこを通るたびに何回か身の危険を感じたことを覚えています。多くの貧しい労働者を抱えた米国では、厳しい競争社会となり、ちょっとでも仕事を休むと他の人に仕事をとってかわられるといった、常に扁桃体を刺激されるような、日本にくらべてストレスの多い社会であると、当時私は実感しました。

また、これらの貧しい人たちに肥満などの生活習慣病が多いという事実もあります。これも一九八〇年代にレーガンやサッチャーが主導した規制緩和（新自由主義・市場原理主義）により貧富の差が拡大し、そのストレスで、お金のない人が安いジャンクフードを好んで食べたりするような悪い食生活をしているせいだと思われました。米国において新型コロナウィルスで亡くなられた方は、これらの貧しい生活習慣病をかかえた黒人の割合が非常に多いといわれていて、それが先進国であるにも関わらず死者数が異常に多い原因だと私は考えています。

つまり、男性性脳主体の国は、経済的に弱い者から搾取することで一部の強い者が国を支配する構造にどうしてもなってしまいます。そのため強いストレスをかかえた弱者が生活習慣病になったり、新型コロナウィルスにかかっても、日銭をかせぐために毎日仕事に行かざるをえないことが、死亡者を増やすことにつながりました。これは米国のみならず、他の西側の諸国においてもすべて同じ構図です。

それに加えて、国の指導者が男性の米国や英国は男性性脳の持ち主で、健康より経済を優先させようとしたことが初動の遅れにつながり、感染の爆発を招きました。

一方、女性首相の国、たとえばドイツ、アイスランド、フィンランドなどの一〇万人あたりの死者数は、ドイツ九・四七人、アイスランド二・八六人、フィンランド五・五六人です。同じ地域でありながら、一桁少ない死者数になっていることの背景として、女性首相ならではの健康をなによりも重視するという素早く適切な対応が、その大きな理由と考えられています。

アジアでいえば台湾も女性元首であり、一〇万人あたりの死者数は、〇・〇三人と、他のアジアの国にくらべても一桁少なく、世界から今回の感染症対策が称賛されているのはご存知のとおりです。

アジアにおいて死亡者が少ないのはなぜか、これは先ほどの議論の裏返しになりますが、やはり欧米諸国にくらべて、女性性脳の要素が強いことが一因であり、国民が連帯して感染予防に取り組んだことが大きいと思います。

特に世界で不思議がられているのが日本です。他の国にくらべていちばん緩い対応をしている日本の死者数が少ないのは、本書で述べた通り、日本は歴史的に女性性脳の国だったことが大きいと私は考えています。

識者たちは、日本人が清潔好きである、つまり手をよく洗い、自宅では靴を脱ぎ、お風呂によく入り、トイレも清潔なことが一つの理由だと考えています。また、日本人は法律的に私権を制限するのが難しいため、「できるだけ三密を避けてください」「マスクをしてください」とお願いするしかないのに、律儀な日本人は人に迷惑をかけたくないので、それを真面目に守る国民性であることが理由だとの指摘もあります。

これは脳から見ると、右脳つまり女性性脳主体の民族だからこうなっているわけです。日本は昔から、疫病がはやっても都市をロックダウンすることなく、病気を受け入れ、その代わりに穢れを嫌い、自分を清潔に保つことで疫病を防ごうとしてきました。

また、右脳主体の日本人は「関係性」を大切にします。共同体の決まりごとは真面目に守り、それが今回のように共同体を救うことにつながりました。日本人は歴史的にみて、病気を受け入れ共存しながら、自分を律し、仲間と協調することで、被害を最小限に食い止めてきた民族なのです。これは免疫力を獲得するという意味でも、ロックダウンを行って厳重に新型コロナウィルスを遠ざけようとした国々にくらべて、長い目で見ても合理的な方法だと私は感じています。

では、今後世界はどうなっていくのでしょうか。また、我々はどういう方向を目指すべきなのでしょうか。

私は、中世ヨーロッパでペストが流行し、その後にルネサンスが興ったように、新型コロナウィルスという強いストレスが今の世界の問題点をあぶり出し、それを改善する方向にいく人たちがでてくるのではないかと考えています。

中世にペストが流行した時も、その当時教会や封建地主が人々を抑圧搾取し、社会を支配してきた問題のある中世特有の社会構造がありました。多くの死者がでることにより、支配者たちが信頼を失い、壊れ、ギリシャ、ローマ時代にあった本来の人間性に回帰しようというルネサンス運動が起こる一因となりました。

そして今、新型コロナをきっかけにして、私は同じようなことが起こるのではないかと感じています。力を背景に、弱い者から搾取する男性性脳の時代は、多くの人を不幸にするという点で明らかに行き詰っています。新型コロナウィルスはそうした時代の終焉へのスピードを速め、レベルの高い女性性脳主体の人達が各分野で声をあげたり、集団をつくるなど、この難局を乗り切る方向にいく動きが少しずつでてきていると思います。またそれしか、この難局を乗り切る方法はないと私は考えています。

なぜならば、男性脳主体のやり方では、欧米先進国の死者数が異常に多いのをみても明らかなように、理屈からいっても今後この難局を乗り切るのは困難なのは明白だからです。男性脳主体になると、米国のように経済的強者が弱者を搾取する構造になるので、社会の構成員の多くは常に経済的弱者になり、経済を再開すると再び弱者が増えて死につながります。かといって経済を再開しないとやはり弱者が自殺等で死ぬということの繰り返しになり、出口がみえず、やがて国が衰退していくことにつながりかねません。

一方レベルの高い女性性脳主体であれば、新型コロナウイルスと共存しながら経済を再開することが可能になります。その理由は、医療のところで述べたとおり、予防医療を日ごろから心がけることにより生活習慣病が予防でき、免疫力、生命力を上げることで、たとえ新型コロナウィルスに感染しても発症しない、もしくは重症化しなくなるからです。新型コロナウィルスの感染者の八割が軽症もしくは無症状であり、重症化するのは生活習慣病をもつ人であることが多いことをみても、そのような免疫力の高い生活をすることで、新型コロナウィルスを必要以上に怖れることなく、経済活動を再開することができます。

先ほど、米国の経済的な弱者は、強いストレスを受けていることが死亡につながっていると述べましたが、本書で何度もふれたとおり、レベルの高い女性性脳をもつことはストレスに極めて強くなることです。ひいては新型コロナウィルスの発症予防にもつながることは容易に想像できるのです。

新型コロナウィルスが各分野の問題点をあぶりだすという意味で、医療においてもそれはいえます。つまり医療費が右肩上がりになっている根本原因として、各個人が自分の健康を自分で守る予防医療をしないために、生活習慣病になりやすく、病気になったら医療機関に治療を丸投げし、それが高額の医療費につながっているという問題点があります。これも、新型コロナウィルスの出現により、少しずつ改善されるきっかけになると私は感じています。

医療現場をみても患者が減っており、それはできるだけ医療機関に行きたくないという気持ちが働いているからだと思います。そうすると自分で自分の健康を守るしかないという方向にいくのではないかと私は考えています。そのため私は、その方向性を皆様とつくるお手伝いをするために、患者会、予防医療勉強会を含む和心統合医療事業部（S－BRAIN脳活用度普及協会に属する）を立ち上げました。レベルの高い女性性脳で医療をやって医療を良くしていこうというのが、それを立ち上げた志になります。

患者会および予防医療勉強会の趣旨をここに紹介します。

1　患者会の会員は、状態に合わせてすべての分野の医療（統合医療）の有用な情報の提供を受け取り、最善と考えられる治療法をご自身で選択することができる。また健常者においては、予防医学の情報を提供し、幸せに人生を送る手助けをすることを目標とする。

2　患者会に関わる全員が家族としてお互いに助け合い、たとえ厳しい状況でも幸福感を得られるようにすることを常に念頭に置く。

3　我々の取り組む統合医療が日本全体に広がり、その結果医療が改善・進展していくように、統合医療の知識を学び実行していくメンバーの育成を目標とする。

4　統合医療を行うことで病気が治癒、改善もしくは患者ができるだけ良好な状態を保つために、どのように統合医療を組み合わせると良いのかを現場の結果をみながら解析し、それを基にさらに組み合わせを改善する。それらの結果データを書籍等で発表し、より良い統合医療を広めることを目指す。

ここでいう統合医療とは、西洋医療、補完代替医療を含めて、患者、健常人が幸せに生きるために役立つことを、何でも組み合わせていこうという医療になります。

1から3は右脳的、4は左脳的なアプローチで、より右脳を主体としたレベルの高い女性性脳を目指した会といっていいでしょう。この会は四年間やってきた篠浦塾で学んだことをベースにして最近スタートし、外来や医療相談会で患者に接するたびに、いい手ごたえを感じています。このような医療の本質に根ざしたレベルの高い女性性脳をもつ仲間がこの会にどんどん結集してきており、今後この困難な時代を乗り越える大きな力になると私は確信しています。

本当の幸福感はなんであるか、それはこのように困難な時代を乗り切るために、魂が触れ合って助け合う集団をつくることではないでしょうか。どんな分野であっても、これからの時代に重要なことだと私は思っています。新型コロナウィルスに対する恐怖で明日死ぬかもしれないと感じる現在、人生を全うしていつ死んでもいいように、レベルの高い女性性脳をもつ仲間と一緒に毎日を幸せに充実して生きること。この新型コロナウィルスと今後ずっと共存して生きざるをえない我々にとって、そうした生き方が一つの指針となると私は信じています。

参考文献

第1章

1 『科学の女性差別とたたかう』アンジェラ・サイニー著　作品社

2 Gur RC et al., "Sex differences in brain gray and white matter in healthy young adults: correlation with cognitive performance" J Neurosci 1999;19:4065-72.

3 『奇跡の脳――脳科学者の脳が壊れたとき』ジル・ボルトテイラー著 新潮文庫

4 Sato et al., "The structural neural substrate of subjective happiness" Scientific Reports 5, Article number: 16891 Published online: 20 November 2015

5 『吉田松陰の究極脳』篠浦伸禎著　太陽出版

6 『戦争好きな左脳アメリカ人、平和好きな右脳日本人』篠浦伸禎著　かざひの文庫

7 『トヨタの脳の使い方』篠浦伸禎著　きれいネット

第2章

1 『文明の衝突』サミュエル・ハンチントン著　集英社

2 『縄文人に学ぶ』上田篤著　新潮社

3 『日本人が気づかない心のＤＮＡ』森田勇造著　三和書籍

4 『日本女性が世界を変える』長谷川晃著　太陽企画出版

5 『梅干しと日本刀』樋口清之著　祥伝社黄金文庫

6 『逝きし世の面影』渡辺京二著　平凡社
7 『武士道』新渡戸稲造著　岬龍一郎訳　PHP文庫
8 『吉田松陰』山岡荘八著　山岡荘八歴史文庫
9 『乃木大将と日本人』S・ウォシュバン著　講談社学術文庫
10 『女たちの明治維新』鈴木由紀子著　NHK BOOKS
11 『女子の武士道』石川真理子著　致知出版社
12 『豊田喜一郎』木本正次著　人物文庫
13 『本田宗一郎　その「人の心を買う術」』西田通弘他著　プレジデント社
14 『統合医療の真実』篠浦伸禎著　きれいネット
15 『発達障害を改善するメカニズムがわかった！』篠浦伸禎、鈴木正平著　コスモ21

第3章
1 『このまま死んでいる場合じゃない』岡田直美、善本考香著　講談社
2 『腸を元気にすると人生が変わる』星子尚美著　社会評論社
3 『らくわく！1DAYファスティング』照井理奈著　ヴォイス社
4 『臨死体験　生命の響き』鈴木秀子著　大和書房
5 『日常の祈り』鈴木秀子著　鴻盟社
6 『プルーフ・オブ・ヘブン――脳神経外科医が見た死後の世界』エベン・アレクザンダー著　早川書房

第4章
1 『統合医療の真実』篠浦伸禎著　きれいネット

あとがき

私は、医療を含めさまざまなことを脳機能の観点から解析して、本にまとめるということを最近行っています。そうすることでものごとが整理され、なによりも私が確信をもって前に進むことができるからです。

今回、厳しい病気を乗り越えてきた女性にインタビューし、日本人としての歴史的なことも含めて、ストレスを乗り越えるためには何が大事かを脳から解析してみました。

その結果、インタビューを通して現場で感じたことが、これまで私が日本の歴史から学び導いた、ストレスを乗り越えるための脳の使い方というものと、その本質が一致したと感じました。つまりレベルの高い女性性脳をもつことが、ストレスを乗り越え、幸せに生きるためには重要なカギになるということを感じたのです。

そして、日本の抱えているさまざまな問題を解決する方向性が見えたように思っています。

病気という人生最大のストレスを乗り越え、生き生きと社会貢献をしている人たちの魂を感じたことは、私にとって本当に貴重な時間だったと感謝しております。

実は、私がこれまでさまざまな本で取り上げてきた日本精神も、武士道も、レベルの高い女性性脳も、脳から見れば同じ使い方になります。

しかし、戦後教育の悪しき刷り込みで、日本精神とか武士道というと色眼鏡で見る人も中にはいると思います。今回レベルの高い女性性脳という表現を、この本の主題に使ったのは、この言葉が脳科学的であり、ニュートラルな言葉で、誰でも偏見をもたずにすんなりとこの本の流れに入っていけると思ったからです。

日本精神とか武士道というと、歴史と関わっており、ともすればストイックで、肩に力がはいりそうに思われます。女性性脳のレベルを上げるということは、決して簡単な道ではありませんが、人と競争するのではなくて優しくすることなのです。それを第一の選択肢に置くのであれば、なにか自分でもできそうだ、そうであれば幸福感を感じながら自分も向上できそうだ、という感覚を読者にもっていただけるのではないかと思います。

江戸時代まではすごく幸福感が高かった日本人ですが、今は不幸にあえいでいる人が多いという現状があります。

明治維新以降、どんどん流入してきた欧米の左脳的な文化を、そろそろ日本風に消化して、日本人本来の右脳主体の姿に戻れということではないでしょうか。

欧米との競争に勝つには合理性をもった左脳も大事ですが、レベルの高い女性性脳を大事にするということは、左脳の上に人に感謝して和を大切にする右脳を置くということです。

それには、日本人が歴史的にみて魂を身近に感じてきた民族であったように、その原点に戻り、自分の中にある魂を感じ、それを主体にして人に役立てるような結果を目指すことが大事だと、私は考えています。

実際、本書のインタビューにおいて、そのような生き方をしている人たちに出会ったことで、私は女性性脳を大事にした生き方をすることが、本当の意味で日本人が幸せになり、世界の人に幸せを与えることにもつながるという確信を得ました。

最後に、現在日本はもとより、世界中が新型コロナウィルスの問題に直面していることはご存じの通りです。そこで、第6章に特別寄稿として、「新型コロナウィルスに関する脳からの考察」を加えました。併せてご一読いただければ幸いです。

令和二年夏

篠浦伸禎

[著者]
篠浦 伸禎（しのうら　のぶさだ）

都立駒込病院脳神経外科部長。1958年愛媛県生まれ。東京大学医学部卒業。東京大学医学部付属病院、国立国際医療センター等に脳神経外科医として勤務し、1992年東京大学医学部の医学博士を取得。同年、シンシナティ大学分子生物学部に3年間留学。帰国後、都立駒込病院に勤務。2009年より同病院脳神経外科部長を務める。

医療情報発信の場として「篠浦塾」を主催。また患者会、予防医療勉強会を含む和心統合医療事業部（S-BRAIN 脳活用度普及協会に属す）設立。

2015年『週刊現代』で「人として信頼できるがんの名医100人」に脳分野で唯一選ばれる。脳外科における覚醒下手術でトップクラスの実績。

著書に『脳腫瘍　機能温存のための治療と手術』主婦の友社、『人に向かわず天に向かえ』小学館、『新 脳にいい5つの習慣』株式会社YUKAZE、『統合医療の真実 』きれい・ねっと、他多数。

[企画・編集協力]
中野 展子（なかの　のぶこ）

愛媛県松山市生まれ。早稲田大学社会科学部卒業。佛教大学大学院文学研究科修士課程終了。フリーライター・編集プランナーとして教養書・実用書の企画・執筆に携わる。

著書に、『年齢の話題事典』『老いの話題事典』『世界の祝祭日の事典』『梵字入門』以上東京堂出版、『唱えればかなう真言事典』国書刊行会、他多数。

脳外科医が語る
困難を乗りこえる脳の使い方

2020年10月15日　第1刷発行

著　者　篠浦伸禎

発行者　佐藤今朝夫

発行所　株式会社　国書刊行会
〒174-0056 東京都板橋区志村1-13-15
TEL 03(5970)7421　FAX 03(5970)7427
https://www.kokusho.co.jp

企画・編集協力　中野展子
制　作　永原秀信〈章友社〉
装丁・組版　西田久美〈Katzen House〉
印　刷　(株)エーヴィスシステムズ
製　本　(株)ブックアート

ISBN978-4-336-06680-0